临床常见疾病护理

主编　曾　莉　马　婷　龙敦梅　王奂生

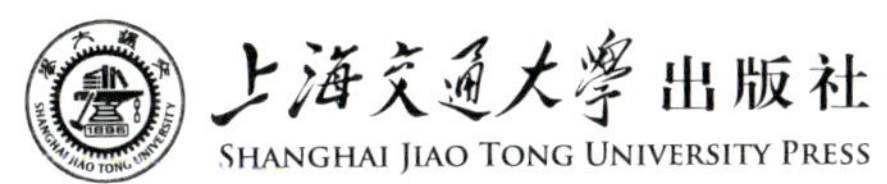

内容提要

本书首先介绍了心理护理的相关内容，然后围绕临床各科室，分别对精神科、心内科、肾内科、内分泌科、胸外科、骨科等常见疾病的护理进行了详细的论述。本书集多位护理人员的多年工作经验于一体，适合临床护理人员及医学院校护理专业学生阅读参考。

图书在版编目（CIP）数据

临床常见疾病护理 / 曾莉等主编. --上海 : 上海交通大学出版社，2024.6. --ISBN 978-7-313-30954-9

Ⅰ. R47

中国国家版本馆CIP数据核字第20244050D7号

临床常见疾病护理

LINCHUANG CHANGJIAN JIBING HULI

主　　编：曾　莉　马　婷　龙敦梅　王奂生

出版发行：上海交通大学出版社　　地　　址：上海市番禺路951号

邮政编码：200030　　电　　话：021-64071208

印　　制：广东虎彩云印刷有限公司

开　　本：710mm×1000mm　1/16　　经　　销：全国新华书店

字　　数：208千字　　印　　张：12

版　　次：2024年6月第1版　　插　　页：2

书　　号：ISBN 978-7-313-30954-9　　印　　次：2024年6月第1次印刷

定　　价：198.00元

BIANWEIHUI

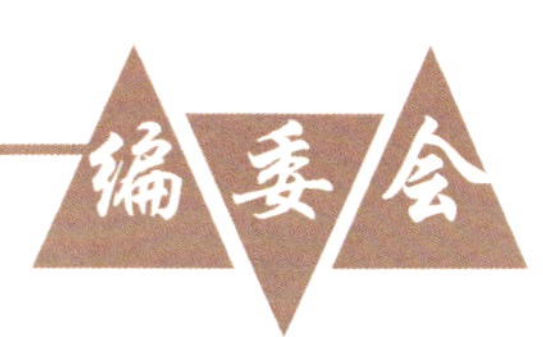

主　编

曾　莉　马　婷　龙敦梅　王奂生

副主编

徐玉梅　王　蕾　许　华　王　静

张　晶

编　委（按姓氏笔画排序）

马　婷　山东省金乡县人民医院

王　静　山东省公共卫生临床中心

王　蕾　山东省淄博市中西医结合医院

王奂生　山东大学齐鲁医院（青岛）

王晓云　广东省乐昌市中医院

龙敦梅　山东省枣庄市妇幼保健院

刘晓燕　山东省枣庄市妇幼保健院

许　华　山东省济宁市兖州区中医医院

许　晶　山东省聊城市人民医院

李　冰　山东省泰安八十八医院

张　晶　山东省公共卫生临床中心

张欣莹　湖北省襄阳市中心医院

单　鑫　山东省枣庄市妇幼保健院

赵海霞　山东省德州市第七人民医院

徐　芳　山东省枣庄市妇幼保健院

徐玉梅　广安门医院济南医院

　　　　山东省济南市中医医院

郭晓勤　中国中医科学院眼科医院

曾　莉　山东省邹平市中医院

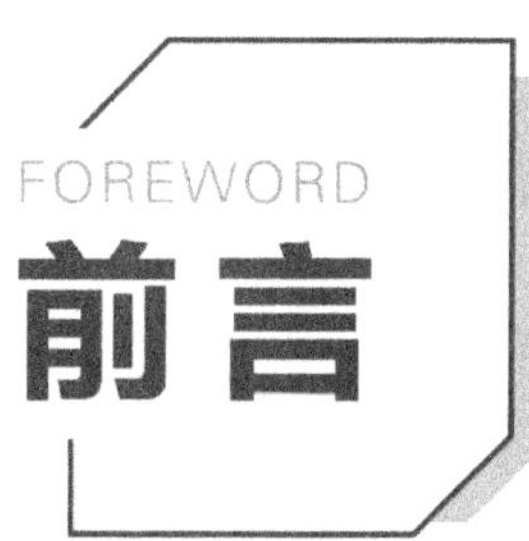

前言

护理学是整个医学的重要组成部分之一，承担着促进健康、预防疾病、恢复健康、减轻痛苦的任务，在整个医疗工作中发挥着不可替代的作用。随着社会经济的发展、人口结构和疾病谱的变化，护理服务需要不断适应人民群众日益多样化、多层次的健康需求。优质的护理服务更是如此，一方面，要求护理工作者进一步做实责任制整体护理，学会运用专业知识和技能为患者提供医学照顾、病情观察、医疗护理、心理护理、健康指导等服务；另一方面，卫生部门应推动优质护理服务从医疗机构向社区和家庭延伸，向慢性病管理、康复保健、长期照护、安宁疗护等方面拓展，更好地为人民群众提供全方位、全生命周期的专业服务。为了达到以上要求，我们邀请多位护理学专家编写了《临床常见疾病护理》一书。

本书首先介绍了心理护理的相关内容，然后围绕临床各科室，分别对精神科、心内科、肾内科、内分泌科、胸外科、骨科等常见疾病的护理进行了详细的论述，针对每种疾病简单概述了其病因、发病机制、临床表现、辅助检查、鉴别诊断等知识，着重讲解了临床常见疾病的一般护理常规、具体护理措施等。本书对于疾病特点、常见护理问题、护理技术操作及规章制度等问题进行了有效积累，在总结不同疾病护理经验的同时，加入了新技术、新规范、新业务特色及效用，使得疾病护理与医疗技术发展贴合更紧密，日常护理更趋于科学化、规范化。本书集多位护理人员的多年工作经验于一体，在贴近临床护理工作的同时，又紧密结合国家医疗卫生事业的最新进展，适合临床护理人员及医学院校护理专业学生阅读参考。

由于护理学相关知识更新迅速，内容繁多，再加上编者们学识水平有限，编写时间仓促，书中难免存在疏漏甚或谬误之处，恳请广大读者见谅，并望批评指正。

《临床常见疾病护理》编委会
2024 年 1 月

CONTENTS

目录

第一章 心理护理

第一节 肿瘤患者的心理护理

一、心理因素与肿瘤的关系

随着生物-心理-社会医学模式的普及，学者们在对待疾病与健康问题上、在对待慢性病尤其是肿瘤的问题上，认识到个体与其生活的环境是不能分割的，个体的生理与心理因素是相互统一的，而大脑把内、外环境联系在一起，大脑的高级心理功能——认知把外界的社会因素和内部生理因素变为心理社会因素和心理生理因素。这两个因素在肿瘤的发生、发展和转归过程中的作用已成为近年国际上的研究热点，探讨生活事件引起的心理应激作用便是其中一个重要课题。

美国著名心理学家莱西曾对一组肿瘤患者的生活史做过调查，发现这些患者的一个共同点是从童年时便留下了不同程度的心理创伤，他们或早年丧母，或青年失恋，或中年丧偶，或老年丧子。这些精神刺激使他们变得沉默寡言、顾影自怜，对生活失去信心，对工作缺乏热忱，进而抑郁、悲伤、情绪紧张、精神压力大。德国科学家巴特鲁施博士在研究白血病患者的心理时发现，病情比较严重的 10 位患者中，有 9 个与绝望、孤独的心情有关。美国国立癌症研究所对早期施行手术治疗的恶性黑色素瘤患者进行预后观察，结果显示对治疗表示怀疑，情绪压抑、忧虑者常常复发且预后不良。美国一位学者曾对 8 000 名肿瘤患者进行调查，其大多数肿瘤的临床表现都发生在失望、孤独、遭受其他沉重打击与精神压力大的时期。我国大庆的一项调查发现胃癌患者中，在确诊前的 8 年内有 76％的患者报告遇到过对其有重要影响的生活事件；在确诊前的 3 年内有 62％的患者报告遇到过对其有重要影响的生活事件。姜乾金等的临床对照调查显示，癌症患者较对照组有更多的病前生活事件。湖南医科大学精神卫生研究所的一些研究者调查了245名癌症住院患者，并以232例结核住院患者为对照组，发现81.2%的癌症住院患者病前经历了生活事件，而对照组的该项数据为69.0%。这些研究充分证明了生活事件引起的负性心理因素与肿瘤的密切关系。那么心理因素为什么能引起肿瘤的发生？根据目前的研究，当这些人遇到重大生活事件后，往往不能进行有效的应对，以致于长期积压造成心理负荷过重。这种长期的负性情绪往往会伴随着心理、生理反应，使机体的免疫功能下降，免疫监视系统不能有效地发现癌细胞，自然杀伤细胞杀伤癌细胞的能力下降，造成了适合癌细胞生长的机体内环境，使癌细胞有条件发生、发展。

由此可见，能够经常保持良好的情绪，培养和维护健全的人格及社会适应能力，对于预防肿瘤的发生是非常重要的。诚如美国达克萨斯州的癌症研究所所长 Katzberg 所说："如果人们从儿童时期就学会克服紧张心理的话，肿瘤的发生就会相应地降低。"

二、肿瘤患者的个性特征

自古以来，就有人注意到癌症的发生与个性有关。早在公元2世纪，Galen就观察到抑郁的女性易得乳腺癌。国外学者 Hagnel 对2 550名瑞典人进行为期10年的人格前瞻性研究。他将肿瘤患者在发病前出现的典型性格称为癌前期性格，这种性格的特点是丧失稳定性，当情绪抑郁时因无法表达自己的情感常常转为退缩，这是人格内向的一种表现。Kissen 在比较肺癌与一般肺部疾病患者的心理特征时，观察到肺癌患者比较多疑、急躁，尤其是表现为克制和压抑的人，即使吸烟不多也易患肺癌。英国学者 Greer 等人结合自己的研究，总结了肿瘤患者的人格特征，提出了肿瘤易感行为特征——C型行为特征的概念(A型是冠心病患者易感行为特征，B型与A型相反，又称健康人格。C型又称癌症性人格，另外C也是癌症的英文单词——carcer 的第一个字母)。C型行为主要表现为社会化过度，过度忍耐、回避冲突、追求完美、过度服从，这种人总是以满足别人的需要为自己的行为准则，为了跟别人合作可以牺牲自己的利益，为合作而合作；为了能和所有人搞好关系，即使有人对他做了不可原谅的事，他也能对别人的这种行为表示理解并原谅；因为愤怒、焦虑、悲观等负性情绪的表达会损害人际关系，他一旦体验到这种情绪，就尽量把情绪藏在内心，甚至否定它的存在。

我国在1987年就开始了对胃癌与心理因素关系的调查，发现爱生闷气在胃癌的发展中起很重要的作用。我国从1990年开始根据国情修订了C型行为量表，并开始了对癌症与心理关系的系统研究。在对乳腺癌和胃癌的研究中发现个性在癌症的发生和发展中起着很重要的作用。

研究表明肿瘤患者要比一般人更加抑郁。虽然到目前为止，尚没有足够的证据证明抑郁一定导致肿瘤，但大部分的研究表明抑郁可提高肿瘤的患病率和患者的死亡率，即抑郁可使人易患肿瘤或加速肿瘤的发展。抑郁与肿瘤的关系也表现在患者患病后易抑郁。这种抑郁反过来可加速肿瘤的发展。

研究表明患癌组和健康组在愤怒体验上无明显差异，但在愤怒表达上有极显著的差异。患癌组倾向于不表达愤怒，把愤怒藏在内心，并加以控制。愤怒的表达方式在肿瘤发生中的作用越来越受到重视，肿瘤与愤怒的压抑，不对外表达、内泄有关，对这种表达方式，患者本人是意识不到的，是否定的，既然不承认存在愤怒情绪，也就不存在对外表达的问题。但这种否定的情绪还是存在的，有可能通过躯体化——癌的形式表达出来。这种对愤怒的否定可表现为与别人过分合作，原谅一些不该原谅的行为，生活和工作中没有主意和目标，对别人过分耐心，尽量回避各种冲突，不表现负性情绪，特别是愤怒，会屈从权威等。

三、肿瘤患者的心理反应特点

(一)不同临床阶段的心理反应

虽然一些癌症现在已能被控制，但离攻克癌症尚有很大一段距离，对于很多肿瘤，在目前的医疗条件下，尚没有理想、有效的方法。因此，癌症诊断对患者是一个强大的刺激，患者可出现多种心理反应，但我国的调查发现患者的心理反应总体还是比较稳定、积极的。在一项对 100 例癌症患者的调查中，发现在患者待诊时，有 57％的人情绪稳定，34％的人不相信自己会得癌症；即使在确诊得了癌症时，也有 32％的人表现稳定，有 20％的人表示要与癌症斗争，但也有 24％的人表现惊恐、不知所措；在治疗过程中，有一半的人积极、努力地与癌症拼搏，当病情好转时，这类人的占比上升到 69.8％，但当病情恶化时这类人只占 21％，大部分人(58.3％)表现为悲观、消极。

就肿瘤患者的心理反应特点来说，有相当一部分人在待诊时所表现的“不相信自己会得癌症”，可能是他们“善于使用否认的心理防御机制”来缓解内心的焦虑和不安的结果。肿瘤患者的另一个特点“过度社会化”则要求他们的表现符合社会的需要，不要给家属、单位等添麻烦，所以为了不让别人为他担心和忧虑，尽管他自己的内心可能已体验到极度的忧郁和烦恼，他也会极力表现出镇静，积极配合医治。

一旦患者的一切努力没有起到应有的效果，尽管他们已经遵守医嘱，积极配合治疗，但病情不但没有好转反而恶化时，患者就再也控制不了内心的悲哀和失望，表现愤怒、妥协、听天由命，也有些人不甘心，开始乱投医，寻求民间的偏方、验方，使很多患者不但倾家荡产，而且家破人亡，这种消极、失控的心理加速了疾病的恶化和死亡的过程。

(二)性别不同的患者的心理反应

虽然性别不同的肿瘤患者有很多相同的心理反应，但还是存在一些差异。女性的反应比男性的反应更趋于积极、稳定。这可能与文化熏陶有关。一般来说，女性是贤惠的，而只有心理相对稳定，能够忍耐委屈和打击才能做到贤惠；女性是亲社会的，宽容，富有怜悯心和同情心，女性是家庭和社会稳定的重要力量。正因为这些特点，当她们遇到重大打击时，也更能承受打击和压力。

有一半以上的男性患者病后觉得自己已无能为力，觉得前途没有希望，悲观、失望的情绪比较严重，而有此感觉的女性比有此感觉的男性少。虽然女性的地位有了很大提高，大部分女性也和男性一样参加工作，而且同工同酬，但大部分男性和女性都认为养家糊口是男人的事，男性应挑起家庭和社会两副重担。也许正因为这样，男性患癌后心理压力要大于女性。

有近 1/3 的男性患者出现不同的社交障碍，甚至把自己和社会隔离开来，而只有 10%的女性有这种情况。出现这种差异可能与中国社会更多地允许女性表达出各种各样的情绪有关。女性可以当众哭泣，可以把自己的焦虑、忧郁、痛苦和不幸倾泻给自己的丈夫和其他亲友，以求得别人的同情和安慰；而一般来说男性认为男儿有泪不轻弹，更不需要别人的同情和安慰，否则，就是无能的表现。

(三)不同文化程度患者的心理反应

文化程度不同的肿瘤患者具有一些不同的心理反应。一般来说，文化程度高的患者在接受自己患癌后，能主动寻找关于癌的书籍和杂志，详细询问自己的病情，努力了解自己患癌的原因、治疗方法和效果、治疗过程中所出现的不良反应、预后等。而文化程度低的人则把这一切交给医师，认为这是医师的事，与自己无关，所以当病情恶化时，则埋怨医师没好好治疗或医术不高，要求换医师或医院，甚至觉得医师没用，于是开始相信并寻找民间的偏方和验方。

文化程度低的患者可能由于认识错误，产生情绪障碍。例如，在一项对妇科肿瘤患者的调查中发现：子宫肿瘤患者，在切除子宫后，由于不了解子宫的功能，道听途说，认为这会导致肥胖，失去女性的特征和价值等；更有甚者，认为生殖道癌症会传染而不敢进行正常的性生活。

文化程度低的患者也会因认识错误而导致行为不当。例如，出现对疾病的不重视，表现在不积极治疗或采用一种治疗方式后即认为已完成治疗，而影响生存期。在我国大庆对胃癌的一项调查中发现，患者比健康人饮酒多；喝茶和咖啡比健康人少；在吸烟方面胃癌患者与健康人之间无显著差异。这说明患者患癌症后，了解了一些医学知识，认为对胃有刺激的饮食与胃癌的发生和发展有关，故尽量控制喝茶和咖啡。但因许多人好酒，有些人已成瘾，故控制饮酒比较困难，而且他们比健康人喝得多，这说明他们的酒瘾比一般人大，也说明了酒可以作为胃癌的致癌物。他们在吸烟方面没有控制，这可能是因为他们还没有认识到吸烟也可以引发胃癌，或者由于成瘾而难以控制。

四、肿瘤不同治疗阶段的心理需求及护理

(一)治疗前阶段的心理需求及护理

患者的心理反应受疾病的影响很大，与疾病的严重程度、治疗方法及预后密切相关。

癌症是严重威胁患者生命健康的疾病，确诊后或待诊阶段患者常常被负性情绪所控制，表现出恐惧、悲观、疑虑等心理反应。患者既希望尽快治疗，又担心治疗的安全性和可能给身体带来的各种痛苦。患者处在一种极其矛盾的心理状态，所以有的患者表现抑郁，有的易出现激惹状态。

1.一般患者的心理需求

人在生病后，高层次需求受挫，低层次需要相对突出，一般患者的心理需求有以下特点。

(1)需要被重视：每个人都希望被他人特别是医务人员和亲人的重视，得到及时诊治。

(2)需要较高水平的治疗：一旦诊断明确，患者便有尽快康复的愿望。良好的医疗护理条件、优秀的治疗水平给患者以权威性和依赖感，能增强战胜疾病的信心。

(3)需要关怀和爱护：患者的依赖性增强，情感变得脆弱。他们盼望亲友探视，盼望护理人员热情、亲切的服务，帮助他们创建清洁、舒适的休养环境。

(4)需要安全感：患者害怕误诊，害怕痛苦的检查、处置和手术，害怕医疗事故发生在自己身上。患者有需要受保护的权利和愿望。

(5)需要社会信息：人有社会属性，时时需要与社会保持密切联系，所以患者

十分关心疾病信息以及家庭、社会等问题。护理人员、病友应做好信息传递，让患者适当了解情况，以免患者猜疑或产生隔绝之感。

2.护理要点

护理人员从第一次与患者接触开始就要遵循心理护理的原则，采用恰当的心理护理技术，重视并实施心理护理，尽快建立良好的护患关系。语言及非言语行为要恰当、得体，热情接待患者，认真做好各种细节工作，包括对患者的生活及住院环境的安排，在各种检查前主动做好知识宣教，讲明检查的目的、方法及注意事项。对患者的各种顾虑要做好解释，注意观察患者的各种情绪和行为反应，及时、有针对性地做好心理疏导。若遇到患者以不合适的方式表达情绪，甚至向自己迁怒，护理人员要理解，这是患者无助感的投射，千万不能把他个人化，甚至针锋相对。心理护理要求护理人员帮助患者用积极的、有利于身心健康的、有利于人际关系的方式应对疾病带来的消极情绪，语气平和地引导患者想象自己行为的后果，并自觉纠正自己的行为，尽量稳定患者的情绪，使之顺利度过治疗前的准备阶段。

(二)治疗阶段的心理需求及护理

1.治疗阶段的心理需求

肿瘤的治疗手段很多。据临床观察，患者对治疗手段的恐惧、担忧比较普遍。一些患者对治疗手段的相关知识了解得不多，再加上道听途说，所以对即将进行的治疗，一方面要求医师给予最好的特效治疗，不惜代价求根治；另一方面对手术、化学治疗(简称化疗)和放射治疗(简称放疗)所带来的肉体创伤和严重不良反应忧心忡忡，怕自己忍受不了。特别是需要手术治疗的患者，其手术无论大小，对患者及其家属来说都是一次重大的人生挫折，是一种强烈的应激，求生存、保平安的欲望会使患者和家属过分担忧手术的安全性。为此，他们会对医务人员产生强烈的依赖心理，渴望技术高明的医师为自己主刀，渴望护理人员对自己的关心和重视。此阶段患者较顺从，易合作，与护理人员的关系和谐。

2.护理要点

接受不同治疗手段的患者会有较大的心理差异，护理人员应根据不同治疗要求向患者讲解治疗计划、治疗方法、目的、可能出现的不良反应以及预防或解决的方法，并给予患者治愈的希望，使患者及其家属做好思想准备并增强战胜疾病的信心。对患者因缺乏知识而出现的过度恐惧和担忧等心理，护理人员应给予科学的解释，消除患者的顾虑。

当治疗过程中出现某些较重的并发症时，患者可能会表现急躁、缺乏信心，护理人员应及时给予情感方面的支持，给予更多的关心和同情，请接受同样治疗的患者谈治疗过程中的感受，鼓励患者坚持治疗，讲解治疗的有效性、安全性。对某些根治性手术可能造成的机体正常功能改变等，应说明手术的必要性及通过术后功能锻炼会逐渐适应正常功能改变，不会影响今后的正常生活，以消除患者的顾虑，增强患者战胜疾病的信心，提高患者的心理健康水平。

(三)康复阶段的心理需求及护理

肿瘤患者的治疗周期长，在治疗的各个阶段有间歇期或集中治疗后进入康复阶段，患者出院后仍需要一些简单的治疗和护理，或在生活方式上仍需要调理。因此，他们可能在欣慰之余，又会产生一些忧虑。例如，怕恢复得不彻底，一旦出现问题，担心自己和家人处理不了；担心疾病复发，要求晚出院；对医院产生依赖，对出院后的康复问题担心。

(1)护理人员在患者住院期间，应有意识地了解患者出院后关心的问题，在系统评估的基础上，制订出院指导计划，确保患者出院后治疗和护理的连续性，解除患者的后顾之忧。

(2)与患者和家属制订切实可行的康复计划。

(3)向家属宣传家庭护理中的心理护理知识，了解家庭的心理支持对患者康复的意义，重视家庭人际关系和谐和家庭环境布局，让患者在良好的家庭环境中休养。

(4)鼓励患者多参加各种力所能及的社会活动，适当锻炼，循序渐进，陶冶情操，保持身心愉快。

(5)有条件的肿瘤专科医院应开设护理门诊，为康复期患者构建护患联系平台，及时为患者处理可能遇到的各种护理及心理问题。

五、肿瘤患者的个性化护理

希波克拉底说过，了解一个什么样的人生病比了解一个人生了什么病更重要。可见个体差异与疾病的关系。护理人员要有的放矢地实施心理护理就要尽可能详细地了解患者，如其年龄、职业、文化程度、疾病严重程度、经济状况。尤其要掌握患者的基本性格特征，是内向还是外向、乐观还是消极、平和还是易怒、坚强还是懦弱等。因为不同性格易出现的心理问题的种类、原因、过程和解决问题的策略有关，也影响护理人员所采取的护理策略。临床工作中，护理人员要根据患者的这些差异采用不同的护理对策，主要应考虑以下几种因素。

(一)年龄差异

1.儿童和青年

年龄较小的儿童由于意识尚未充分形成,往往没有复杂的心理活动,且不善于描述心理感受,心理问题表现得比较直观,一般不担心疾病的预后;年龄较大的儿童或青年,当得知肿瘤是一种严重疾病时,往往会产生很强烈的情绪反应,多表现为恐惧、垂头丧气、爱发脾气、以我为中心,情绪易受家长或外界干扰。护理人员应密切注意患者的情绪变化,多给予关心爱护,善于从微小变化中发现问题。护理人员要具备熟练的专业知识和技能,减少患者的痛苦;与他们交流时要注意与其建立平等、友好的关系,态度温和并掌握交流方向,多采用鼓励的方法,避免责备,并教育家长注意控制消极情绪。

2.中年人

中年人工作繁忙,家务繁重,人际关系复杂,经常处于社会、家庭、事业的多重压力之中。一旦得了肿瘤,思想顾虑多,压力大,情绪反应突出。中年患者常常表现角色紊乱、焦虑、抑郁、易怒等。

护理人员要以同情、诚恳的态度给予患者以心理支持,鼓励其树立豁达的人生观,举一些治愈的实例,增加患者战胜疾病的信心。积极做好健康知识宣教,提高患者对疾病的认识,帮助患者树立癌症不等于死亡的信念,以良好的心态积极配合护理人员治疗,用毅力去战胜疾病。动员家属和单位多给予患者关怀和支持。

3.老年人

老年人多较固执,需要被人尊重,有强烈的独立感,对住院后多种方面受到限制感到不满,对配偶、子女是否常来探望十分敏感,担心自己被冷落,担心死亡,对治疗缺乏信心。护理人员应充分了解老年患者的个性,尽量满足其需要,多给予心理支持。对老年人不能直呼床号或姓名,可根据不同身份给予亲切的称呼,及时解除悲观情绪,开导患者按照医师的治疗计划进行检查治疗。动员患者的配偶、子女多来看望患者。

(二)不同文化社会背景

人的心理行为受到文化、社会因素的制约,因此,充分考虑到社会文化背景和个体人生观、价值观是必要的。护理人员要根据患者的教育程度、社会背景,采取适宜的护理技术,帮助患者达到身心最佳状态。比如,对文化水平低、理解能力不强的患者,不能讲过于复杂的知识,用通俗的语言,少用专业术语,多打比方、多举例子让患者理解；对文化水平高的患者则可以讲解一些理论知识或提供一些健康知识宣教材料供患者自己阅读。

患者住院后往往因生活习惯不同，对医院的饮食、作息制度、病房环境感到不适应。护理人员不要简单、生硬地要患者被动执行，而应充分了解和尊重患者的习惯，在制度允许的条件下合理安排患者的生活。患者之间因存在各种差异，会有一些矛盾产生，护理人员应做好协调工作，鼓励患者互相尊重、互相理解、互相帮助。

(三)人格差异

每个人都通过心理活动认识外界事物，反映这些事物和自己的关系，体验各种情感，支配自己的活动。但是，个人在进行这些活动的时候，都表现出了与他人不同的特点。有人善于记住事物的形象，有人容易记住抽象的概念；有人思维敏捷，有人迟钝；有人脾气大，有人温和；有人意志坚强，有人意志薄弱。凡此种种，说明每个人都有自己的心理特点，这些特点构成了个体之间的心理差异。

人格是各种心理特点的总和，也是各种心理特性的一个相对稳定的组织结构，在不同的时间和地点，它都影响着一个人的思想、情感和行为，使其具有区别于他人的、独特的心理品质，即人格差异。因此，具有不同人格特征的人患病后，对疾病的态度和情感反应都会有不同的表现。比如，内向型人格容易形成条件反射，因而易形成这种性质的行为：焦虑、沮丧、抑郁等。外向型人格不易形成条件反射，易出现冲动和难以控制的倾向等。因此，在实施心理护理时考虑人格差异是非常必要的，针对不同人格易出现的临床心理问题，采取适宜的心理护理技术，才能收到良好的效果。

六、肿瘤患者对待肿瘤的不同应对策略

肿瘤是对人类构成极大威胁的疾病，肿瘤的诊断对于个人的生活是一种灾难性事件，也是一种刺激原，这个刺激原，可因个人经历、人格特征不同而表现各异。常见的应对策略如下。

(一)斗争精神

患者采取积极的态度寻求关于疾病和治疗的信息，不断调整自己的心态，使自己能与护理人员主动配合，争取早日康复。这是最积极、有效的应对方式。

(二)否认

患者否认癌症的诊断,不愿接受现实,不愿承认癌症的不良预后,生怕别人知道自己患病。该策略对疾病的正面影响较小。

(三)宿命论

患者接受癌症的诊断,但采取听天由命,个人无能为力的态度,不去主动探索有关疾病的信息,这是不利于身心健康或康复的应对方式。

(四)无助、绝望

患者完全被癌症的诊断所压倒,精神上陷于崩溃,这是最不利于健康或康复的一种应对方式。

七、护理人员对肿瘤患者的危机干预

(一)对危机的评估

护理人员要收集患者的资料,找出发生危机的原因,评估危机的程度,根据危机的临床表现和社会支持系统状况,制定可行的干预计划。

(二)制定干预计划

了解患者及家属对危机的态度,他们是否承认处于危机状态,制定计划最好争取家属配合。

干预计划要对实施的具体干预方法作周密安排,并确定具体干预目标。

(三)对各种不同应对策略实施有效干预

1.对持否认态度的患者

由于否认属于心理防卫机制,是患者为了减轻紧张程度、保持心理平衡状态而采取的应对策略,护理人员不应急于纠正患者的否认,以免对患者造成突然的打击。但当患者的否认影响了下一步治疗计划,如拒绝治疗时,或因极力否认而出现其他心理异常时,护理人员应进行干预。护理人员可先与患者的家属或患者最信赖的人交谈,了解患者的个性特征,找出最佳的方式对患者告知病情,使患者能正视现实,接受治疗。对心理转变过程中出现的一般心理问题或不同程度的心理危机,有针对性的采用不同的心理护理及干预技术。

2.对持宿命论的患者

宿命论是一种消极应对策略,长时间处于被动状态会使患者情绪压抑,对治疗失去信心,并使自己陷入自责的痛苦心境之中。护理人员应帮助患者积极关心自己的治疗计划，向患者提供积极的治疗信息，让患者诉说自己的想法，为患者提出容易实现的近期目标；使患者看到自己所取得的进步，增加对治疗的信心。向患者介绍有相似疾病治疗经过的病友，帮助患者建立信心，逐步转入积极的应对状态。

3.对悲观绝望的患者

无助、无望是消极、不利身心健康的应对策略，极易出现自杀倾向，护理人员应高度重视这类患者并给予及时、有效的干预，例如，提供疏泄机会，认真倾听，给予共情、鼓励及各种心理支持，找出发生问题的关键点，必要时给予可能的日常生活中的帮助，积极帮助患者获得新的信息和知识，纠正认知偏差，让患者了解癌症不等于死亡。用各种鲜活的案例鼓励患者增强信心、战胜疾病。必要时可请专业从业心理人员协助治疗。对由人格因素引起的对疾病的错误认知及行为反应，可采用系统心理治疗的方法（如认知行为方法），逐渐改变人格的深层次问题。

（四）对干预效果评估

通过总结危机干预过程，使患者增强克服危机的信心，掌握解决问题的技巧，患者的心态已恢复到危机产生前的水平，可以确认危机干预成功。

（五）危机干预的社会支持系统

帮助患者解除危机，除护理人员外，家人、同事、朋友都占有重要地位。社会支持是应激的有效缓和剂，强有力的社会支持网可以帮助有困难的人渡过困境。另外，有相同经历的病友也会对肿瘤患者提供积极的信息和有益的帮助，例如，参加抗癌俱乐部的活动，可以调动患者的积极因素，解脱危机，维持健康。护理人员有责任帮助患者建立社会支持系统，包括帮助患者接受亲人的关心和结交新朋友。

（六）关于解决危机的教育

由于多种应激原可能导致危机产生，护理人员应掌握有关危机产生的理论，加强有关危机的健康知识宣教，减少或排除不正确的应对策略。

（1）让患者了解哪些策略对解决危机有害，如抑郁退缩、听天由命是不适当的。

（2）教患者学会倾诉，将自己的想法告诉护理人员或家人、朋友。

（3）教会患者使用松弛术，如听音乐、培养爱好、散步。

第二节 不同年龄阶段患者的心理护理

一、患儿的心理特点及心理护理

(一)心理特点

1.耐受力低,反应性强

3 岁以内的婴幼儿因为神经系统发育不完整,耐受力低,对外界刺激的反应十分强烈,有不适或疼痛时,表现烦躁,常以哭闹来反映生理、心理的需要。6 岁左右的学龄前期儿童的脑神经发育接近完善,患儿进院后,突然离开了朝夕相处的母亲和小朋友,往往不能控制情感,产生急躁、发脾气等反抗心理。

2.紧张、恐惧、不安

疾病的疼痛等不适造成患儿情绪紧张。打针、服药以及各种有疼痛性的检查、治疗等更加剧了患儿的恐惧心理。他们依恋亲人,害怕陌生人和陌生环境。有的患儿由于患病身体衰弱,自主性减弱,依赖性增强,甚至造成行为上的退化,常出现尿床、拒食、哭闹等行为。

(二)心理护理

儿童的心理活动差异较大,临床上应根据年龄的不同,采取相应的心理护理措施。

1.婴儿的心理护理

首先护理人员要尽量使患儿在生理和心理需要上得到满足,不使患儿因住院而留下精神上的创伤。心理学家认为,人际间的接触和抚摸是婴儿很重要的心理需求,有人将这种需求称为“皮肤饥饿”。婴儿在家庭中可以从父母的搂抱、抚摸、亲吻中得到满足。在医院里,护理人员应根据婴儿的这种需求,采取多种方式给予情感上的满足,例如,经常抱一抱他们,拍一拍他们,或抚摸其头部、后背,与其讲话、微笑等。这些都能使患儿大脑的兴奋和抑制变得十分和谐、自然,使他们能产生如同在母亲身边一样的安全感、依恋感。这样能使患儿很快地适应环境,消除不良情绪,同时,对疾病的迅速恢复也有积极的意义。

2.幼儿的心理护理

对这个年龄的患儿护理人员要主动去接近他们,向他们讲明生病需要住院的道理，帮助他们熟悉环境，为他们介绍小伙伴，设法尽快解除患儿的紧张、不安情绪。

游戏是这个年龄阶段孩子的基本活动，也是最适合他们身心发育的活动形式。在病情允许的情况下，组织患儿做游戏，讲故事，使患儿感到犹如在家里一样快活，以此来减轻他们的思念。

3.学龄儿童的心理护理

这个年龄阶段的儿童较大，懂得一些事理。他们入院时可以告诉他们生病、住院、治疗等大概情况，并动员家属一起做好这项工作，让他们理解治疗疾病的重要性，帮助他们做好心理上的准备。

在住院期间，为了不使孩子们感到医院生活枯燥、乏味，应组织一些有趣味的娱乐活动来调节他们的精神生活，如组织他们学习、讲故事、下棋、唱歌、跳舞、做游戏。

总之，因为患儿的特点是病情急，变化快，又不善于表达，所以儿科护理人员要具有高度的责任感，机智，灵敏，善于观察，发现细微的变化，采取措施，以防止突然事故的发生。儿科护理人员对患儿要多加鼓励。患儿住院后往往出现强迫性的依赖，因而出现行为上的退化，应帮助他们恢复其自主性和独立性，保护其自尊心，要成为患儿的贴心人。病房内应有玩具，护理人员要带领患儿玩耍，给患儿打针、治疗时要利用儿童的注意力易被转移及儿童喜欢被表扬、鼓励等特点，尽量减轻他们的疼痛感。

不同年龄的儿童个性差异极大，其心理特点也很不相同。因此，只能从他们的言语和行为（表情、目光等）中仔细体会、理解他们的心理状态，儿科护理人员应懂得儿童心理学。

二、青少年患者的心理特点及心理护理

（一）心理特点

1.焦虑情绪

疾病发生在青少年身上时，青少年由于缺乏心理准备，往往表现急躁、焦虑，在患病初期往往不能很快地适应患者角色，有时甚至怀疑医师的诊断。青少年大多初尝疾病的痛苦，对病痛反应强烈。在治疗过程中，由于疾病的折磨，他们常发脾气，往往迁怒于家长或护理人员。

青少年富于理想和抱负，患病会影响他们的学习或工作，这对他们的打击很大。当青少年患者不能正确认识和对待这种挫折时，焦虑情绪加重，甚至导致心

理上的失衡，由急躁、焦虑转为沮丧、抑郁。

在治疗过程中，他们常常幻想能很快根治疾病，渴望早日痊愈出院。如果不能如期好转，他们就会再次陷入急躁、焦虑之中。

2.寂寞、孤独感

青少年活泼好动，要求有宽阔的生活领域和社会活动范围，尤其需要刺激感和新鲜感。他们生病住院后，离开熟悉的家庭环境，尤其病房是一个狭小的天地，有许多必要的限制，周围没有熟悉的同学和朋友，他们平时又不能常和家人见面，他们对这一切是很难适应的。入院初期他们对周围环境感到“窒息”、茫然，而后又感到寂寞、无聊，甚至出现思维紊乱或幻觉。

3.悲观情绪

患慢性病或有后遗症的青少年会产生悲观、失望的情绪。少年患者多因患病中途辍学，深感不如同龄人，产生失落心理。如果失学时间较长，又常为自己的前途而忧虑，会出现自卑、抑郁的心理。青年患者的心理活动更为复杂，他们为自己的前途、工作、生活、婚姻等问题忧虑、痛苦，深感前途渺茫而悲观、失望。有的患者甚至产生自暴自弃的心理，变得异常忧郁，拒绝一切治疗和照顾，陷于极度痛苦之中。

4.思念心理

年龄较小的少年患者，由于未离开过父母，生活上对父母的依赖性还很强，一旦住院时间过久，他们就会产生思念心理。他们思念父母、同学、伙伴，渴望外界自由自在的生活。当父母来医院探望时，他们常迫切要求出院。

(二)心理护理

1.正确对待疾病，消除忧虑

护理人员应当针对患者的性格、文化水平、经历，向他们介绍有关疾病的知识，使他们能正确地对待自己的疾病，主动配合治疗和护理，消除不必要的忧虑。

2.消除孤独感

青少年较注重友谊，具有向群性。根据这一特点，护理人员应尽量把他们安排在同一个病房，同龄人在一起，能有共同的语言、兴趣和爱好。这样能使他们之间相互交流思想，增进友谊，活跃疗养生活，让患者从孤独中解脱出来。

3.消除寂寞感

护理人员可以让患者进行适当的娱乐活动，如下棋、听音乐、看电视、讲故事、户外散步，以此来转移患者对疾病的注意力，激发他们对生活的情趣，消除寂寞。

4.满足患者操作的需要

在允许的范围内，让患者做一些力所能及的活动，如照料自己的日常生活，帮助病友做些事情，为病房做一些公益活动。这样能减轻患者的焦虑，又能满足操作的需要。

三、中年患者的心理特点及心理护理

（一）心理特点

中年人肩负着社会的各项重任，被称为“社会的脊梁”。由于有沉重的家庭和社会负担，加之生理上开始向老年过渡，他们患病后会出现一系列复杂的心理反应。

1.忘我

中年是出成果的时期，中年患者患病后可能停止一切工作，他们认为这是无法忍受的痛苦和损失，因而可能对疾病抱无所谓的态度，迫切要求早检查、早治疗、早出院；有的中年患者在病中仍坚持工作，或不等痊愈带病出院工作。这些都不利于身体康复。

2.忧郁

患病给家庭带来了许多困难，给工作也带来一定损失，牵挂家人和工作使患者考虑过多，如病后能否继续工作、自己是否会成为家庭的累赘。这一切都加重了患者心理上的负荷。

3.多疑

中年人处于一个应激时期，体力及心理的稳定常趋向紊乱。中年期也是诸多疾病的发病期，给诊断和治疗带来了一定困难，患者对多种检查顾虑重重，怀疑自己患有不治之症。这种多疑心理常使患者心神不安、食欲减退、失眠多梦等。若得知身患绝症，自我实现已不可能时，患者更会悲观、失望。

4.回避

有些患者担心因病失去原来的职位和工作，不承认有病；有的患者为了减轻亲友的痛苦，常常隐瞒病情，回避现实，表现出少有的工作干劲，对亲友也会出现少有的关心。其所做的一切意在掩饰自己的病情，争取工作和生活时间。

（二）心理护理

1.解除患者后顾之忧

护理人员应配合患者的工作单位尽量安排好工作，若病情允许，可同意患者将工作带到病房做，并为之创造工作条件。适当的工作有时能起到一种调节身心的作用，帮助患者从疾病的困扰中解放出来。

要嘱咐患者的子女定期探视，汇报学习和工作情况，使患者安心疗养。

2.对有些患者不应隐瞒病情

特别是对那些乐观、开朗的患者，应向他们讲明病情性质、严重程度，以使患者合理安排工作与生活，并有充分的心理准备。一般来说，中年人的心理比较成熟，心理承受力相对强一些，但在具体实施时，还是要视其具体情况而定。

3.安排适当的活动

人到中年，躯体各器官功能开始衰退，如果不注意有规律地生活，适当地补充营养，进行体育锻炼，则会过早出现体力下降、旧病复发等。

四、老年患者的心理特点及心理护理

（一）心理特点

1.否认

有些老年患者怕遭到儿女们的嫌弃而不承认患病，尤其是老年女患者。她们在病前一直操持家务，患病后为表明自己无病，仍勉强干活，以让人觉得她们仍是家庭的主人。

2.强烈自尊

有些老年患者认为自己为社会、为家庭辛劳一生，理应受到家里晚辈和社会上人们的尊敬，喜欢听恭维话，喜欢家人对自己百依百顺和得到无微不至的照顾，稍不如意就会发脾气。

3.颓废

一般而言，老年患者几十年来辛勤工作，十分忙碌，一旦退休，就会产生一种茫然和空虚感，对突然改变的生活规律极不适应。如果患病住院，由于其生活常规被扰乱，安全感也受到影响，与他人交往的机会减少，便会产生一种颓废、孤独、无望的心理。

4.惧死

生老病死本是人生不可抗拒的规律，但有的老年患者表现出强烈的惧死心理，如不喜欢人家说自己老、年龄大，走路不愿让人扶，生活上尽量表现能自理等。还有的老年患者隐瞒病情，极力表现身体状态良好。有的老年患者则相反，常为死亡而恐惧，从而失去生活的愿望和乐趣，极少数人甚至怀有自杀的心理倾向。

(二)心理护理

1.重视和尊敬老年患者

护理人员对老年患者的称呼须有尊敬之意,与其谈话不怕麻烦,听他们说话要专心,回答其询问要慢,态度要和蔼、耐心,声音要大一些。

2.要关心老年患者的生活

对住院的老年患者,护理人员要为他们调理好生活,如安排合理的生活程序表,介绍关于防止衰老的知识和长寿经验;教会老年患者做一些合适的体育活动(如练气功、打太极拳);在生活上给予其特别的关怀,如病房地面要防滑,要精心制作餐食,以适合老年患者的口味。

3.疗养环境应舒适、安全

老年患者住院后应为他们设置一个安静、整洁、舒适的疗养环境,消除因住院引起的烦恼。病区应为老年患者设置一些自助设备,如扶手、手杖,使他们感到方便,并使之获得安全感及独立感。

护理人员的辛勤劳动将换来老年患者的良好心境,利于医患配合,更好地促进老年患者康复。

第二章

精神科护理

第一节 癔　　症

一、疾病概述

癔症是指一类精神因素(如重大生活事件、内心冲突、情绪激动、暗示或自我暗示)作用于易病个体引起的精神障碍。主要表现为意识范围缩小,选择性遗忘或情感暴发等精神症状或各种各样的躯体症状,但不能查出相应的器质性损害。症状具有做作、夸大、富有情感色彩等特点,有时可由暗示而诱发或消除,有反复发作的倾向。

(一)临床表现

癔症的临床表现复杂、多样,主要表现为运动感觉功能障碍,提示患者可能存在某种神经系统或躯体疾病,但体格检查、神经系统检查都不能发现其内脏和神经系统有相应的损害。其症状和体征不符合神经系统解剖生理特征。症状在被发现时常常加重,患者对症状的焦虑增加时症状也趋于加重。

(二)临床分型

1.癔症性精神障碍(分离性障碍)

(1)癔症性意识障碍:表现为患者的意识范围缩小,时空感知局限,其言行多只反映精神创伤内容,而患者对外界其他事物反应迟钝。此种状态突然发生,历时数十分钟,然后自行终止,恢复后患者对发病经过通常不能完全回忆。

(2)情绪暴发:常在遭遇精神刺激时发作,患者哭喊吵闹、捶胸顿足,甚至撕毁衣服,撞墙,尽情发泄心中的愤懑,有人劝阻或围观时症状更为剧烈,此种状态历时数十分钟后自行缓解,患者事后部分遗忘。

(3)癔症性遗忘:并非由器质性因素引起的记忆缺失。患者单单遗忘了某一个阶段的经历或某一性质的事件,而那一段经历或事件对患者来说往往是创伤性的。

(4)癔症性漫游:此症发生在白天觉醒时,患者离开住所或工作单位,外出漫游。在漫游过程中患者能保持基本的自我料理,如饮食、保持个人卫生,并能进行简单的社会交往,如购票乘车。通过短暂而肤浅的接触看不出患者有明显的失常。此种漫游事先无任何目的和构想,开始和结束都是突然的,一般历时数小时至数天。患者清醒后对发病经过不能完全回忆。

(5)癔症性双重人格或多重人格:患者突然失去自己原来的身份,而以另一种身份进行日常活动。两种身份各自独立、互无联系、交替出现。

(6)癔症性假性痴呆:一种在精神刺激后突然出现的、非器质性因素引起的智力障碍。患者对于简单的问题给予错误的回答,给人以做作的印象。

2.癔症性躯体障碍(转换性障碍)

其主要指运动障碍和感觉障碍等转化性症状,也包括躯体、内脏障碍等躯体化症状。查体和神经系统检查以及实验室检查均不能发现相应的器质性损害,且神经症状也不符合神经解剖生理特点。

(1)运动障碍。①痉挛发作:受到精神刺激或暗示时发生,患者缓慢倒地,全身僵直或肢体抖动,或成角弓反张姿势。患者表情痛苦,眼角含泪,一般持续数十分钟。②局部肌肉的抽动或阵挛:表现为肢体的粗大颤动或某一群肌肉的抽动,症状可持续数分钟至数十分钟,或中间停顿片刻,不久又可持续。③肢体瘫痪:可表现为偏瘫、单瘫或截瘫,伴有肌张力增强。患者常固定某种姿势,被动运动时出现明显抵抗,病程久者出现失用性肌萎缩。④行走不能:患者坐、躺时双下肢正常,但不能站立行走,站立时若无人支撑则缓缓倒地。⑤缄默症、失音症:患者不用语言而用书写和手势与人交流,想说话但发不出声音,或者仅仅是发出嘶哑、含糊、细微的声音。患者声带正常,可正常咳嗽。

(2)感觉障碍:表现为感觉过敏、缺失、异常,视觉、听觉障碍等。

(三)辅助检查

(1)实验室检查:检查血常规、尿常规、大便常规、肝功能、肾功能,做胸部X线检查、B超、心电图、脑电图等。脑电图、心电图、CT(计算机断层扫描)、各种化验等检查的正常反而能支持癔症的诊断。

(2)神经系统检查:发现运动障碍。

(3)精神状态检查:发现情绪的反常等。

(4)心理测验:如明尼苏达多相个性调查和艾森克人格问卷。

(四)诊断要点

(1)符合癔症的诊断标准,有心理社会因素作为诱因。

(2)有躯体运动障碍,如肢体瘫痪、站立不能,或步行不能。

(3)有躯体感觉障碍,如失声、失明、耳聋、部分或全部皮肤的感觉丧失。

(4)临床表现为缺乏神经解剖生理基础。

(5)有癔症性遗忘、癔症性漫游、癔症性双重或多重人格、癔症性精神病或其他癔症形式。

(6)排除器质性疾病。

(五)治疗要点

1.心理治疗

根据患者的精神障碍的种类和严重程度、人格结构、生活状况、既往治疗情况等,可采用暗示治疗、催眠治疗、支持性心理疗法、解释性心理治疗、松弛疗法等。

2.药物治疗

药物治疗的效果在于改善情感症状,根据患者的具体情况选用抗抑郁药、抗焦虑药、抗精神病药、苯二氮䓬类药等。

3.预防干预

定期的宣传或讲座使患者了解相关的知识,改变不良心态,避免诱因,使患者能够及早发现病情和早期得到治疗。对患者出现的伴随症状给予及时、有效的控制也是预防癔症的方法之一。

二、护理评估

(一)评估主观资料

注意疾病发作与情感体验的关系,例如,患者对自身的症状过度关心,有意引起别人的同情和关心;注意发作的原因、频繁性、持续性、严重性以及症状特点;注意伴随症状,如焦虑、抑郁;注意患者的个性特征、既往史和社会支持系统等。

(二)评估客观资料

客观资料包括患者的一般状况、外表、思维、情感和行为表现,如哭笑无常、情绪失控和自主神经功能紊乱。

(三)评估相关因素

病理生理因素如生活自理能力下降、情感暴发、假性痴呆、定向障碍、失明、耳聋;评估可能导致自杀、自伤的因素,如痉挛发作、癔症性漫游、焦虑、抑郁。

三、护理诊断

患者有自杀、自伤的危险,有发生冲动行为的危险,营养不足,有定向障碍、言语沟通障碍,焦虑,生活自理能力下降或丧失。

四、护理问题

护理问题包括患者对疾病缺乏充分的认识,患者对治疗的合作程度、对医师的依赖程度、对治疗效果的期望值。

五、护理目标

对癔症患者最重要的护理目标是患者能够正确认识和对待所患疾病,分析患病的原因,学会合理宣泄情绪,以积极、有效的心理应对方式应对应激事件,这也是长期目标。护理目标具体包括:①症状减轻或消失。②患者能正确认识疾病表现,恰当地宣泄焦虑、抑郁的情绪,减轻痛苦。③患者基本的生理及心理需要得到满足,舒适感增加。④患者能运用有效的心理预防机制及应对技巧控制不良情绪,减轻不适感。⑤患者能与他人建立良好的人际关系。⑥患者能增强处理压力与冲突的能力。⑦患者能正确认识心理社会因素与疾病的关系。⑧家庭及社会支持程度逐步提高。⑨患者的社会功能基本恢复。

六、护理措施

(一)安全和生活护理

(1)给患者提供安静、舒适的环境,减少外界刺激。由于患者富有暗示性,不能将其同症状较多的患者安排在同一病房,以免增加新症状或使原有症状更加顽固。

(2)加强对患者的观察和关心(但不被患者意识到)。护理人员要加强对不安全因素和危险物品的管理,以便早期发现自杀、自伤或冲动行为的先兆,防患于未然。

(3)在癔症发作期应给患者耐心地喂饭,若患者一时不能进食可稍缓喂饭。对有躯体化症状的患者,护理人员应用暗示性言语引导其进食,或分散其注意力,避免其只注意自己存在的进食障碍等症状,而妨碍进食。护理人员在患者进食时，可用没有出现不良反应的事实鼓励其进食。

(4)护理人员对有自理缺陷的患者：①做好晨间和晚间护理、生活护理(如饮食、睡眠护理)。②对癔症性瘫痪或木僵的患者定时翻身，做好皮肤、口腔等护理，防止产生压疮，并按计划进行肢体功能训练。③以暗示性言语鼓励患者循序渐进地加强自主功能训练。

(5)护理人员应鼓励患者参加文体活动。以娱乐性游艺为主，在松弛的环境中，分散患者的注意力，避免其对疾病过分关注。

(6)护理人员应尊重患者，允许其保留自己的天地和注意尊重其隐私。

(二)心理护理

(1)建立良好的护患关系。护理人员与患者谈话时，态度和蔼，注意倾听，提问简明扼要，着重于当前问题给予简明的指导；鼓励患者回忆自己病情发作时的感受，接纳患者的焦虑和抑郁感受，教会患者应对发作的简易方法。

(2)护理人员每天定时接触患者，分析癔症症状和焦虑等恶劣心境的原因和危害，使患者认识到对自身病症的过度关心和忧虑无益于恢复健康。护理人员应用支持性言语帮助患者走出困境，并且辅助患者有效地应对困难。护理人员应反复强调患者的能力和优点，不注重其缺点和功能性障碍，帮助其列出可能解决问题的各种方案，当患者初步获得疗效时，应及时表扬。

(3)护理人员应选择适当的时机，结合检查的正常结果，使患者相信其障碍并非器质性病变所指致，积极配合治疗，并针对其以自我为中心的特点，加强心理疏导及教育。

(三)特殊护理

(1)护理人员在患者癔症发作时，不要流露出紧张、厌烦的情绪，或过分给予照顾，应将患者和家属隔离，避免多人围观。护理人员必须有条不紊地进行治疗护理，并使患者明白，发作不会危及生命，疾病一定能治愈。

(2)癔症相关的焦虑反应有时可表现为挑衅和敌意，护理人员必须对患者适当限制，并对可能的后果有预见性。例如，患者出现情感暴发或痉挛发作时，应把患者安置在单间，适当约束，防止碰伤。应尊重患者，允许其保留个人的空间，注意其隐私，必要时专人陪护。

(3)患者意识狭隘时，护理人员应加强生活护理和观察，防止其对其他患者的伤害，防止其冲动、走失等。护理人员应在患者不经意中强化其原来的身份，促使恢复自我定向。

(4)护理人员要严密观察患者的情绪反应,加强与患者的沟通,了解其心理变化,对患者的不合理要求应认真解释和说服。

(5)对癔症性失明、失聪等患者,护理人员应让其了解功能障碍是短暂的,通过检查证明无器质性损害。在暗示治疗见效时,应加强语言、听力、视力训练,让患者看到希望。

(6)护理人员应对患者当前的应对机制表示认同和支持,鼓励患者按可控制和可接受的方式表达焦虑、激动,允许自我发泄,但不要过分关注。

(7)护理人员对躯体化症状要排除器质性病变。要注意倾听,但避免对每一项主诉都提供照顾,症状消失时要及时鼓励患者。

(8)护理人员遵医嘱给予相应治疗药物,如抗焦虑药、抗抑郁药、抗精神病药,让患者了解药物治疗的作用和不良反应。

(9)在间歇期教会患者放松技术,与医师配合做好暗示治疗、行为治疗、生物反馈治疗等,使患者增强治疗信心,并要争取病友、家庭和社会的支持。

(四)康复护理

护理人员在康复期帮助患者认识和正确对待致病因素和疾病性质,掌握疾病康复途径。护理人员要强化疾病可以治愈的观念,教会患者正确应对创伤性体验和困难,恰当地处理人际关系,防止疾病复发;要使其明白长期居家或住院,逃避与社会接触不利于康复,但此时谈话应慎重,以免引起患者反感或误解,导致症状加重。

七、护理评价

评价患者的症状是否得到改善,不良的心理应对方式是否得到矫正,是否消除了心理应激的影响,是否提高了社会适应能力,对癔症的知识了解了多少等。

八、健康指导

(1)护理人员应使患者和家属对癔症发作有正确的认识,消除模糊观念引起的焦虑、抑郁,纠正错误观念。

(2)护理人员应使家属理解患者的痛苦和困境,既要关心和尊重患者,又不能过分迁就或强制。

(3)护理人员应协助患者合理安排工作、生活,教会家属帮助患者恢复社会功能。

(4)癔症患者家属应注意以下几点:①精神治疗是癔症患者的一种主要而有效的治疗方法,在进行治疗时,患者的家属、朋友、邻居及同事能否积极配合,也是治疗成功与否的关键。②癔症患者的家属应注意听取医师的解释和劝说，了解癔症的性质及发生原因，知道这是一种大脑功能性疾病，是完全可以治愈的。③要改善对患者的态度，合理安排患者的生活及工作，调整环境，去除精神刺激。④在治疗过程中，家属应全面而客观地向医师介绍病史。⑤癔症发作时，实施各种治疗方案时，家属应放心地离开治疗现场，给治疗创造一个安静、宽松的环境。否则，家属的过分关注、紧张或惊慌情绪会影响患者，很可能又成为一个不良暗示因素，使症状加重，给治疗带来困难。经治疗后，某些症状得到好转时，家属应配合医师继续鼓励或暗示患者，使症状更好地缓解。⑥家属也应正确对待精神刺激，给患者讲解癔症的性质和转归，解除患者的紧张情绪，以获得更好的疗效。⑦协助患者合理安排工作，帮其解决生活中的实际困难，减少刺激原。

第二节　神　经　症

一、疾病概述

神经症是一组精神障碍的总称。神经症是一组高发疾病，在门诊中常见。国外报道神经症的总患病率为5%左右。我国的精神疾病流行病学调查资料显示，神经症的总患病率为2.2%，女性的患病率高于男性；以40～44岁年龄段患病率最高，但初发年龄多为20～29岁年龄段；文化层次低、经济状况差、家庭氛围不和睦者患病率较高。

其共同特征为起病常与心理社会因素有关；病前多有一定的人格基础；症状主要表现为脑功能失调症状、情绪症状、强迫症状、疑病症状、分离或转换症状、多种躯体不适感等，这些症状在不同类型的神经症患者身上常混合存在，但均不伴有器质性病变；患者无精神病性症状，对疾病有相当的自知力，对疾病的痛苦感明显，有求治要求；社会功能相对完好，行为一般保持在社会规范允许的范围之内；病程大多持续迁延。

（一）临床表现

神经症的临床表现因临床分型不同而复杂多样，但是大体分为以下几类。

1.脑功能失调症状

（1）精神易兴奋：主要表现为3个特点。①在日常生活中，事无巨细，均可使患者浮想联翩或回忆增多，多发生在睡眠阶段。②不随意注意增强，患者极易被周围细微的事物变化所吸引，以致很难集中注意力。③患者的感觉阈值降低，表现为轻声细语在他听来嘈杂难耐，感觉别人关门、移椅的声音如同山崩地裂；对身体内部信息的感觉阈值下降则表现为躯体不适的感觉增强。

(2)精神易疲劳：主要表现为能量不足、精力下降，工作稍久就觉得疲惫不堪，严重者一动脑筋就感到疲劳，很难集中注意力且不能持久，故思考问题十分困难。因为思维不清晰，精力不旺盛，记忆力差，所以工作效率低，做事常丢三落四、茫然无绪。这种能量的不足并不伴有动机的削弱，因而患者苦于“力不从心”。

2.情绪症状

(1)焦虑：是指在缺乏充足的客观原因时，患者产生紧张、不安或恐惧的感觉并表现出相应的自主神经功能失调。此时患者的警醒水平提高，严重者有大祸临头、惶惶不可终日之感；有运动性不安、坐卧不宁，伴心悸、出汗、尿频、震颤、眩晕、恶心等自主神经功能紊乱的症状。

(2)恐惧：特指患者对某种客观刺激产生的一种不合理的恐惧，而且患者明知这种情绪的出现是荒唐的、不必要的，却不能摆脱，是恐惧症的主要临床表现。患者同时伴有一系列自主神经症状，如面红或苍白、心跳和呼吸加快、恶心、出汗、血压波动，并常伴有相应的回避行为。

(3)易激惹：是一种负性情绪，它不仅指易发怒，还包括易伤感、易烦恼、易委屈、易愤慨等。这种情绪启动状态是情绪启动阈值和情绪自控能力双重降低的结果。极小的刺激便可触动情绪的扳机，一触即发、大发雷霆常见。

(4)抑郁症状：是种不愉快的情绪体验，可以表现为从轻度的缺少愉快感到严重的绝望自杀，核心症状是丧失感，如兴趣、对生活的期望、自信心、欲望均可不同程度地下降或丧失。患者常伴有厌食、体重减轻、睡眠障碍、性欲减退、疲乏无力及慢性疼痛等症状。神经症患者的抑郁症状一般程度较轻，以躯体不适的表现较为多见。

3.强迫症状

(1)强迫观念：多表现为同一意念的反复联想，患者明知这样做多余，但欲罢不能。这些观念可以是毫无意义的，对常识、自然现象和/或日常生活中遭遇的各种事件进行强迫性的穷思竭虑，患者常常是事无巨细，反复回忆思考，并为此痛苦不堪。强迫怀疑是强迫观念中常见的表现，如怀疑没有锁好门、没有关好煤气阀，相应的强迫行为常伴随出现。

(2)强迫意向:是一种尚未付诸行动的强迫性冲动,使患者感到一种强有力的内在驱使。例如,患者站在高楼上,就有“跳下去”的冲动;抱起孩子,便出现“掐死他”的冲动。这种冲动与患者的主观意愿相违背,所以一般情况下不会转变为行动。患者能够意识到这种冲动是不合理的、荒谬的,但经努力克制仍无法摆脱,冲动的反复出现使患者焦虑不安、忧心忡忡,以致患者极力回避相关场合,造成社会功能的损害。

(3)强迫行为:较为常见的表现有强迫性洗涤、强迫性检查、强迫性计数及强迫性仪式动作等。

4.疑病症状

疑病症状是指患者对自身的健康状况或身体的某些功能过分关注,以致怀疑患了某种躯体疾病或精神疾病,而与现实健康状况并不相符;医师的解释或客观医疗检查的正常结果不足以消除患者的疑病观念,因而患者到处反复求医。患者往往感觉过敏,对一般强度的外来刺激感到不堪忍受,对内脏的正常活动,也能“清晰”地感知并过分关注,如感到体内膨胀、堵塞、跳动、牵扯、扭转、流窜。这些内感性不适便成为疑病观念的原因和基础,加上患者多疑、固执,便可发展成为疑病观念。

5.躯体不适症状

(1)慢性疼痛:神经症性的疼痛以发生在头、颈部为多见,其次是发生在腰背、四肢,呈持续性或波动性。疼痛发生的频率与患者的心理压力及其他神经症症状有关。

(2)头昏:是神经症的常见症状,患者将体验描述为“头昏脑胀”“头昏眼花”“脑子不清晰”。头昏常与头痛、头胀相伴出现,患者自觉感知不清晰,注意力难以集中,记忆模糊,分析综合能力受损,焦虑、烦躁,并可伴有不同程度的自主神经症状。

(3)自主神经综合征:不同神经症的自主神经紊乱的表现可能不一样。神经衰弱的自主神经症状是泛化的,不具有明显的特点;焦虑症的自主神经症状以交感神经功能亢进为主要特点,主要表现在心血管方面,如心悸,也可同时出现副交感神经亢进的表现,如尿频、多汗。

6.睡眠障碍

睡眠障碍在神经症患者中极为普遍,其中失眠是睡眠障碍中最常见的形式,主要表现为睡眠时间短或睡眠质量差,或者对睡眠缺乏自我满足的体验。神经症患者主诉入睡困难最常见,其次是易惊醒和早醒。

(二)临床分型

1.焦虑症

焦虑症又称焦虑性神经症,是一种以焦虑情绪为主的神经症,以广泛和持续性焦虑或反复发作的惊恐不安为主要特征,常伴有自主神经功能紊乱、肌肉紧张与运动性不安。以上表现并非由实际的威胁所致,且患者紧张、恐慌的程度与现实情况很不相称。临床分为广泛性焦虑症与惊恐障碍两种主要形式。

(1)广泛性焦虑:又称慢性焦虑症,是焦虑症最常见的表现形式。常缓慢起病,以经常或持续存在的焦虑为主要临床症状。①精神焦虑:表现为对未来可能发生的、难以预料的某种危险或不幸事件经常担心,尽管患者知道这是一种主观的过虑,但患者因不能自控而颇感苦恼。患者常有恐慌的预感,终日心烦意乱、忧心忡忡、坐卧不宁,似有大祸临头之感。患者常伴有觉醒度提高,表现为过分的警觉,对外界刺激敏感,易于出现惊跳反应;难以集中注意力,易受干扰;难以入睡,睡中易惊醒;情绪易激惹;感觉过敏。②躯体焦虑:表现为运动性不安与多种躯体症状,如搓手顿足,不能静坐,严重时有肌肉酸痛,多见于肩背部、颈部及胸部肌肉,紧张性头痛也很常见;自主神经功能紊乱以交感神经系统活动过度为主,表现为心动过速、皮肤潮红或苍白、口干、便秘或腹泻、出汗、尿频、尿急等症状,有的患者还可出现早泄、阳痿、月经紊乱等内分泌失调症状。

(2)惊恐障碍:又称急性焦虑障碍。其特点是患者在无特殊的恐惧性处境时,突然感到一种惊恐体验,伴濒死感或失控感以及严重的自主神经功能紊乱。患者觉得好像死亡将至、灾难将至,表现为奔走、惊叫,伴胸闷、心动过速、呼吸困难、头痛、头晕、四肢麻木等自主神经症状。惊恐发作通常起病急骤,终止也迅速,一般历时 5～20 分钟,很少超过 1 小时,但不久又可突然再发。发作期间患者始终意识清晰,高度警觉,发作后仍心有余悸,担心再次发作,但此时焦虑体验不再突出,而以虚弱、无力感为主,常需数小时到数天才能恢复。

2.强迫症

强迫症又称强迫性神经症,是以强迫症状为主要临床表现的一类神经症,通常在青少年期发病,也有起病于童年期者。起病缓慢,多数无明显诱因,基本症状为强迫观念,常伴有强迫动作或行为,也可有强迫情绪和强迫意向。可以一种症状为主,也可几种症状兼而有之。强迫观念最多见,强迫动作或行为多是为减轻强迫观念引起的焦虑而不得不采取的顺应动作或行为。其特点是有意识的自我强迫和反强迫并存,两者强烈冲突使患者感到焦虑和痛苦;患者体验到强迫观念违反自己的意愿,需要极力抵抗,但无法控制;患者也意识到这些强迫症状是不必要的、异常的，但不能为主观意志所控制。患者自知力保持完好，求治心切。病程迁延者可表现为以仪式动作为主而精神痛苦减轻，但社会功能严重受损。

3.恐惧症

恐惧症又称恐惧性神经症，是以恐惧症状为主要临床表现的神经症。患者对外界某种客观事物或情境产生异乎寻常的恐惧和紧张，发作时常伴有明显的焦虑不安及自主神经症状。患者明知这种恐惧反应是过分的、不合理的和不必要的，但在相同场合下仍反复出现恐惧反应，难以控制。为了解除这种焦虑不安，患者常主动回避他所恐惧的客观事物或情境，以致影响到正常的生活和工作。根据恐惧对象的不同可将恐惧症归纳为三大类。

(1)场所恐惧症：又称广场恐惧症、旷野恐惧症、聚会恐惧症，是恐惧症中最常见的一种，主要表现为对某些特定环境的恐惧，如高处、广场、密封的环境和拥挤的公共场所。

(2)社交恐惧症：主要特点是害怕被人注视。患者一旦发现别人注视自己就不自然，脸红，不敢抬头，不敢与人对视，甚至觉得无地自容，因而回避社交，不敢在公共场合演讲，集会时不敢坐在前面。社交恐惧的对象可以是熟人，甚至是自己的亲朋、配偶，较常见的是异性、严厉的上司和未婚夫(妻)的父母亲。

(3)单一恐惧症：指患者对某一种具体的物件、动物等有一种不合理的恐惧。最常见的为对某种动物(如蛇、猫、蜘蛛、毛毛虫)的恐惧，患者也可能对鲜血、尖锐而锋利的物品或某些自然现象产生恐惧。

4.躯体形式障碍

躯体形式障碍是一种以持久的担心或相信各种躯体症状的优势观念为特征的神经症，常伴有焦虑或抑郁情绪。患者反复就医，各种医学检查的阴性结果和医师的再三解释均不能打消其疑虑。有时患者确实存在某种躯体障碍，但医师不能解释症状的性质、程度或患者的痛苦与先占观念。这些躯体症状被认为是心理冲突和个性倾向所致。躯体形式障碍包括躯体化障碍、未分化的躯体形式障碍、疑病障碍、躯体形式的自主功能紊乱、躯体形式的疼痛障碍等多种形式。

5.神经衰弱

神经衰弱是指由于存在长期的情绪紧张和精神压力，精神活动能力减弱的神经症，其主要特征是精神易兴奋和脑力易疲乏，常伴有情绪不稳定、易激惹、睡眠障碍、头痛、多种躯体不适等症状，这些症状不能归于躯体疾病、脑器质性疾病或某种特定的精神疾病。

(三)辅助检查

虽然诊断该疾病主要以临床表现为主,但是实验室的检查对该疾病的诊断也很重要,也可以与其他症状相同的疾病相鉴别,因此除完成血常规、尿常规、大便常规、肝功能、肾功能、胸片、B超、心电图外,还可以进行脑电图检查、神经系统的辅助检查和心理测验等。

(四)诊断要点

1.症状标准

以下症状之一为主要标准:轻度抑郁症状、恐怖症状、强迫症状、惊恐发作、广泛性焦虑症状、疑病症状、神经衰弱症状以及其他神经症症状或上述症状的混合。

2.严重程度标准

上述症状造成至少下述情况之一:妨碍工作、学习、生活或社交;无法摆脱精神痛苦,因此主动求医。

3.病程标准

持续病程至少3个月(除惊恐障碍外)。

4.排除标准

排除器质性精神障碍、精神分裂症等疾病。

神经症的起病常与心理因素或社会因素有关,患者具有一定的人格特征,没有任何可以证实的器质性病变,自知力完好,主动求治,人格完整,社会功能相对完好。

(五)治疗要点

神经症的治疗根据不同的类型各有不同,应该根据神经症的类型和患者的具体情况制定个体的治疗方案,具体有下列几种治疗方法。

1.心理治疗

(1)心理疏导:引导患者认识疾病的性质,消除患者的疑虑。鼓励患者面对现实,发挥其主动性,树立战胜疾病的信心,正确对待病因,配合医师的要求进行训练。

(2)行为治疗:常用的行为疗法有系统脱敏疗法、厌恶疗法、阳性强化方法等。

(3)认知疗法:神经症患者有特殊的易感素质,因此常常做出不现实的、病理性的估计与认知,以致出现不合理的、不恰当的反应,这种反应超过一定限度与频度，便出现疾病。认知心理治疗通过分析与改变患者的错误的认知方式来改善或消除患者的神经症症状。

(4)其他心理治疗：如精神分析疗法、森田疗法。

2.药物治疗

治疗神经症的药物种类较多，如抗焦虑药、抗抑郁药以及促进大脑代谢药。药物治疗的优点是控制靶症状起效较快，尤其是早期与心理治疗合用，有助于缓解症状，提高患者对治疗的信心，提高心理治疗的疗效，促进患者的遵医行为。

二、护理评估

(一)一般情况

护理人员评估患者的日常生活情况，如睡眠、穿衣、饮食、大小便、自理能力，评估患者与周围环境接触如何，对周围事物是否关心，主动接触及被动接触状况，护患合作情况。

(二)生理功能

神经症患者常常有许多心因性的躯体不适主诉，这些症状是心理痛苦在躯体的表现，没有器质性的改变。所以除了要常规评估患者的生命体征、睡眠、全身营养与水电解质平衡情况、进食状况、排泄状况、各器官功能及生活自理能力等情况以外，还应对患者的多种躯体不适主诉认真评估，区别其性质是器质性的还是心因性的，以便做出正确处理。

(三)心理功能

护理人员要评估患者的精神症状、情感状态、行为表现、病前性格特点、对应激的心理应对方式。

(四)社会功能

神经症患者最常见的社会功能损害是人际交往能力的缺陷，这与患者病前个性缺陷和不良的心理应对方式有关，可通过询问患者本人及其亲友来进行综合评估。

(五)家庭与环境

护理人员评估患者幼年时的生活环境、所受的教育、父母的教养方式、家庭经济状况，成年后的婚姻、子女、生活，工作习环境等情况及患者的社会支持系统等资源，尤其要了解对患者有重要影响力的人，以制定合理、有效的治疗和护理计划。

(六)其他方面

护理人员要评估患者的家族史、既往疾病史;评估患者以往用药情况、治疗效果,有无药物不良反应等;评估患者的常规化验以及特殊检查结果。

三、护理问题

(一)生理功能

患者睡眠形态紊乱,有潜在的或现存的营养失调,有疼痛或身体不适,皮肤完整性受损,部分自理能力下降。

(二)心理功能

(1)焦虑:难以集中注意力,易受干扰,情绪易激惹。

(2)抑郁:患者由于疾病的困扰可能情绪低落。

(3)患者出现恐惧。

(三)社会功能

患者有潜在的或现存的自杀、自伤行为,有发生暴力行为的危险,自我保护能力改变,社交能力受损,个人应对无效,治疗时不合作,对疾病的知识缺乏。

四、护理目标

对神经症患者最重要的护理目标是让患者能够正确认识和对待所患疾病,善于分析患病原因,学会合理地宣泄情绪,以积极、有效的心理应对方式应对应激性事件,这也是长期目标。护理目标具体包括:①症状减轻或消失。②患者能正确认识疾病表现,恰当地宣泄焦虑、抑郁的情绪,减轻痛苦。③患者基本的生理及心理需要得到满足,舒适感增加。④患者能运用有效的心理预防机制及应对技巧控制不良情绪,减轻不适感。⑤患者能与他人建立良好的人际关系。⑥患者能增强处理压力与冲突的能力。⑦患者能正确认识心理社会因素与疾病的关系。⑧家庭及社会支持程度逐步提高。⑨患者的社会功能基本恢复。

五、护理措施

(一)安全护理

护理人员要为患者提供安静、舒适的环境,减少外界刺激。加强安全护理,避免环境中存在危险品及其他不安全因素,防患于未然。

(二)生理护理

睡眠障碍与躯体不适或疼痛是神经症患者常见的躯体问题。对睡眠障碍的护理包括创造良好的睡眠环境、安排合理的作息制度、让患者养成良好的睡眠习惯等。

值得一提的是，神经症患者许多躯体不适症状的缓解在于其应激因素的消除和内心冲突的解决，因此除一般护理外，要特别注意对其心理功能的护理。护理人员要鼓励患者参加适当的集体活动，减少白天卧床的时间，转移注意力，减少对恐惧、焦虑、惊恐发作或强迫等症状的过分关注和担忧。另外，患者可能有食欲减退、体重下降等情况，因此护理人员要鼓励患者进食，帮助选择易消化、富有营养的食物。护理人员要鼓励便秘患者多进食蔬菜、水果，多喝水，养成每天排便的习惯。如患者便秘超过 3 天，护理人员应按医嘱给予缓泻剂或灌肠等帮助其排便。

(三)心理护理

1.建立良好的护患关系

护理人员要以和善、真诚、支持、理解的态度对待患者，耐心地协助患者，使患者感到自己是被接受、被关心的。例如，当患者主诉躯体不适时，护理人员应做到确实的体格检查，进行客观评估，即使有时找不到器官的病理性证据来解释症状，也应理解其所主诉的疼痛不适是真实存在的，患者并非无病呻吟，护理人员应以一种接受的态度倾听，并选择适当的时机，结合检查的正常结果，使患者相信其障碍并非器质性病变所致。

2.鼓励患者表达自己的情绪

护理人员要鼓励患者表达自己的情绪和不愉快的感受，协助其识别和接受负性情绪及相关行为。神经症患者常常不愿接受(或承认)自己的负性情绪和行为。护理人员通过评估识别出这些负性情绪后，要引导患者识别、接受它。

3.协助患者消除应激

护理人员要与患者共同探讨与疾病有关的应激原及应对方法，协助患者消除应激，帮助其正确认识和对待疾病，学习新的应对方法，接受和应付不良情绪。

4.训练患者的应对技巧

护理人员要提供环境和机会让患者学习和训练新的应对技巧，强化患者控制紧张、焦虑等负性情绪的技巧，例如，根据焦虑症的特点设计某些应激情境，召集患同类疾病的患者一起做行为的模拟，及时提供反馈信息，辅以放松训练；活动结束后，鼓励他们交流心得、取长补短。

5.帮助患者学会放松

放松的方法很多，如静坐、慢跑、练习气功和太极拳以及利用生物反馈仪放松肌肉，都是十分有效的方法。

6.积极鼓励患者

护理人员要反复强调患者的能力和优势，忽略其缺点和功能障碍；鼓励患者敢于面对疾病，提供解决问题的方案，并鼓励和督促实施；经常告知患者他的进步，及时表扬，让患者明白自己的病情正在好转，有利于增强自信心和减轻无助、无望感。

(四)社会功能护理

1.提供安静舒适的环境，减少外界刺激

(1)神经症患者常坐立不安，不愿独处，可设专门陪护，以增强其安全感。

(2)护理人员应严密观察，严加防范患者可能发生的自杀、自伤及冲动伤人等行为，早发现，早干预。

(3)护理人员应及时督促患者完成药物治疗计划，观察药物疗效和不良反应，给予服药指导，以有效控制神经症的症状。

2.协助患者获得社会支持

护理人员应帮助患者认清现有的人际资源，并扩大其社会交往的范围，使患者的情绪需求获得更多的满足，并可防止或减少患者使用身体症状来表达情绪的倾向；同时协助患者维持正常家庭角色。家庭是患者最主要的社会支持系统，它既可以帮助患者缓解压力，又可能是造成或加重患者压力的根源。护理人员应协助患者分析可能的家庭困扰，确认良好的人际关系，并对存在的困扰进行分析，鼓励患者加入互助团体、成人教育班、特殊的兴趣团体等，以便让患者发现别人有和自己同样的问题，而减少寂寞感。

3.帮助患者改善自我照顾能力

神经症患者可因躯体不适的症状以及焦虑、抑郁等负性情绪而忽视个人卫生，也可因仪式动作、强迫行为而导致生活自理能力的下降。护理人员应耐心协助患者做好沐浴、更衣、头发和皮肤的护理。这些活动均可增加患者对自己的重视与兴趣。护理人员对患者的每一个进步及时肯定、表扬，让患者感受他随时受到护理人员的关注，有利于患者逐步树立起治病的信心。

(五)康复期护理

在神经症的康复期，护理人员应帮助患者正确认识和对待疾病及其致病因素，教会患者正确应对生活的困难和创伤性体验，恰当地处理人际关系，防止疾病复发；鼓励患者积极参加社会活动，体现自身价值，增强治病信心，参加康复训练，以利于身体康复。

（六）特殊护理（惊恐发作）

（1）患者在惊恐发作时，护理人员应镇定、稳重，防止将护理人员的焦虑传给患者，应立即让患者脱离应激原或改换环境，有条不紊地进行治疗和护理；应明确地向患者表示，发作不会危及生命，病情一定能控制。

（2）对惊恐发作急性期的患者，护理人员应陪伴在患者身边，态度和蔼，耐心倾听和安抚，对其表示理解和同情，并可给予适当的按摩和安慰；对患者当前的应对机制表示认同、理解和支持；鼓励患者按可控制和可接受的方式表达焦虑、激动，允许自我发泄。

（3）与惊恐发作相关的焦虑反应有时可表现为挑衅和敌意，护理人员应对患者适当限制，并对可能的后果有预见性，针对可能出现的问题，预先制定相应的处理措施。患者惊恐发作时，护理人员应将患者和家属分开或隔离患者，以免互相影响，加重病情。

（4）有的患者坐立不安，不愿独处，又不愿到人多的地方，护理人员应尊重患者，创造有利于治疗的环境，例如，允许患者保留自己的天地和注意其隐私，必要时设专人陪护等。

（5）护理人员应遵照医嘱给予患者相应的治疗药物，如抗焦虑药、抗抑郁药，控制惊恐发作，减轻病情。

（6）护理人员应在间歇期教会患者放松的方法，让其参加反馈治疗，适当应用药物，避免再次发作，以使其相信该病有治愈的希望；配合医师做好行为治疗；做好家属工作，为患者争取家庭和社会的理解和支持。

六、护理评价

评价患者的症状是否得到改善，不良的心理应对方式是否得到矫正，是否消除了心理应激的影响，是否提高了社会适应能力，对神经症的知识了解了多少等。

七、健康指导

（1）护理人员应使患者对神经症发作有正确的认识，消除模糊观念引起的焦虑、抑郁，纠正错误观念，减少不良因素的刺激，控制疾病发作。

（2）护理人员应帮助患者充分认识自己，挖掘出自身性格上的弱点及与疾病的关系。

（3）护理人员应教会患者一些科学、实用的处理问题的方法，不断完善自己的性格,学会处理好人际关系,调整不良的情绪,增强心理承受能力。

(4)护理人员应鼓励患者积极参加有意义的活动,增强适应能力。

(5)护理人员应使家属理解患者的痛苦和困境,既要关心和尊重患者,又不能过分迁就或强制,帮助患者合理安排工作、生活,恰当地处理与患者的关系,并要教会家属帮助患者恢复社会功能。

第三节 精神分裂症

一、疾病概述

精神分裂症是最常见、最难描述、最难做出完整定义的重性精神病。首先,德国的克雷培林将其作为一个独立疾病“早发性痴呆”进行描述。然后,瑞士的布鲁勒对该病进行了细致的临床观察,指出该病的临床特点是精神分裂,包括联想障碍、情感淡漠、意志缺乏和继之而来的内向性,提出了“精神分裂”的概念。该病女性患病率高于男性,城市中的患病率高于农村,但无论是城市还是农村,精神分裂症的患病率均与家庭经济水平呈负相关。该病造成的直接花费和间接损失巨大,构成患者家庭及社会疾病负担的重要部分。在我国,精神分裂症的致残率达56.4%,患者及其亲属的身心健康遭到严重损害。

精神分裂症是一组常见而病因尚未完全阐明的重性精神病。患者具有感知、思维、情感、行为等多方面的障碍,以精神活动脱离现实,与周围环境不协调为主要特征。患者一般无意识障碍和智力缺损,部分患者可出现认知功能损害。该病多起病于青壮年,常缓慢起病,病程迁延,有慢性化倾向和衰退的可能,而部分患者经治疗可保持痊愈或基本痊愈的状态。

(一)临床表现

1.早期症状

精神分裂症患者在发病初期、主要症状出现前,可出现一些非特异性症状。其表现多种多样,一般与起病类型有关,包括以下几个方面。

(1)类神经衰弱状态:表现为不明原因的头痛、失眠、多梦、易醒、做事丢三落四、注意力不集中、遗精、月经紊乱、倦怠乏力。患者虽有诸多不适,但无痛苦体验,且不主动就医。

(2)性格改变:一向温和、沉静的人突然变得蛮不讲理,为一点微不足道的小事就发脾气,或疑心重重,认为周围的人都跟自己过不去,见到有人讲话,就怀疑在议论自己,甚至把别人咳嗽也疑为针对自己,或出现对自己身体某个部位过分、不合理地关注。

(3)情绪反常:如无故发笑,对亲人和朋友变得淡漠,既不关心别人,又不理会别人对自己的关心,或无缘无故地紧张、焦虑、害怕。

(4)意志减退:例如,患者无明显原因而一反原有积极、热情、好学、上进的状态,工作者变得马虎,不负责任,甚至旷工,学生学习成绩下降,不专心听讲,不愿交作业,甚至逃学;或生活变得懒散,不修仪态,没有进取心,得过且过。

(5)零星出现难以理解的行为:患者一反往日热情、乐观的状态而沉默不语,动作迟疑,面无表情,或呆立、呆坐、呆视,独处,不爱交往,或对空叫骂,喃喃自语,或做些莫名其妙、令人费解的动作。

由于早期症状不具有特异性,出现频率较低,加之此时患者的其他方面基本保持正常,早期症状易被忽略。家属虽觉得患者有某些变化,但也多站在患者的角度去理解患者的症状。但早期症状对精神分裂症的早期诊断及早期治疗有重要意义,值得重视。

2.核心症状

精神分裂症的临床症状十分复杂和多样,不同类型、不同阶段的临床表现可有很大差别。患者具有特征性的思维和知觉障碍,情感、行为不协调,脱离现实环境,症状可分为阳性、阴性症状及认知功能障碍。

(1)阳性症状:主要指正常心理功能的偏移或扭曲;涉及感知、思维、情感和意志行为等多个方面,多在疾病的早期或急性发作期出现。常见的阳性症状如下。

知觉障碍:包括幻觉、错觉和感知综合障碍。①幻觉指没有现实刺激作用于感觉器官时出现的知觉体验,是一种虚幻的知觉。最常出现的知觉障碍是幻听。其内容可以是非言语性的,如机器轰鸣声、流水声、鸟叫声;也可以是言语性的,如在无客观刺激下,患者听见有人喊自己的名字,或听到某些人的秽语,或听到来自"天外"的神灵或外星人的讲话。有的患者还可以听到对自己进行评价、议论或发号施令的声音。幻听常影响患者的思维、情感和行为,可能出现与幻听对话,破口大骂,为之苦恼、不安或恐惧,并出现自杀及冲动毁物行为。少数患者还可出现幻视、幻嗅、幻味、幻触等。②正常人在光线暗的环境和恐惧、紧张、期待等心理状态下可产生错觉,但经验证后可纠正和消除。临床上多见错听和错视,如将一条绳索看成一条蛇。错觉还可见于其他精神障碍中,特别是有意识障碍的情况下。③感知综合障碍指患者对客观事物整体感知没有偏差,但对其个别属性的感知发生障碍。常见的有视物变形症,指感觉外界事物的形状、大小、体积发生变化,例如,患者看到母亲的脸变形,眼睛小如瓜子,鼻子大如鲜桃;空间知觉障碍,患者感到周围事物的距离发生改变;时间感知综合障碍,患者对时间的快慢出现不正确的感知;非真实感,患者感到周围事物和环境发生变化,变得不真实。

思维障碍:包括思维联想障碍、思维逻辑障碍和思维内容障碍。①思维联想障碍是精神分裂症的重要症状之一,主要表现在联想结构和联想自主性方面。联想结构障碍是指思维联系过程缺乏连贯性、目的性和逻辑性。其特点是患者在意识清楚时,思维活动联想松弛,内容散漫,缺乏主题,一个问题与另一个问题之间缺乏联系。患者说话东拉西扯,以至别人弄不懂他要传达什么信息(思维散漫)。严重时言语支离破碎,个别语句之间缺乏联系,甚至完全没有逻辑关系(思维破裂)。联想自主性障碍常伴有明显的不自主感,患者感到难以控制自己的思维,常做出妄想性判断,例如,认为自己的思想受外力的控制或操纵,主要表现有思维云集、思维中断、思维插入、思维被夺等。②思维逻辑障碍主要是指概念的形成及判断、推理方面的障碍,例如,如患者用一些很普通的词、句或动作表达某些特殊、只有患者自己明白的意义(病理性象征性思维)。某患者经常反穿衣服,以表示自己"表里合一、心地坦白"。有些患者还自创一些新的符号、图形、文字或语言并赋予特殊含义(词语新作)。③思维内容障碍主要表现为各种妄想。妄想是在病理基础上产生的歪曲信念,发生在意识清晰的情况下,是病态推理和判断的结果。据统计,最常出现的妄想有被害妄想、关系妄想、夸大妄想。其他常见的还有嫉妒妄想、非血统妄想、物理影响妄想、钟情妄想等。

情感障碍:精神分裂症患者可有焦虑、抑郁、易激惹等情感症状,尤其在疾病早期。但贯穿整个疾病过程的情感障碍特点是情感反应与环境不协调和情感的淡漠。疾病最早损害的是最细腻的情感,如对亲人的关怀和体贴。随着疾病发展,患者对周围事物的情感反应变得迟钝或平淡,对一切无动于衷,甚至对那些使人大悲大喜的事件也表现得心如止水。患者还可表现为矛盾意向、情感倒错。表情倒错,当提及悲伤的事时哈哈大笑,提及高兴的事时则痛哭流涕,有时对轻微小事则产生暴发性的情感反应。

意志行为障碍:最常见的症状是意志的下降或衰退,表现为主动性差,行为被动退缩,对生活毫无所求,如不主动与人来往,无故旷课或旷工。严重的患者懒于料理日常生活,长时间不梳洗,不换衣服,日益孤僻离群,脱离现实。有的患者表现为意向倒错,吃一些不能吃的东西,如肥皂、昆虫,或伤害自己的身体。有的患者可对一种事物产生对立的意向,表现为缄默、违拗。有的患者可表现为运动或行为障碍。此外,患者的自杀行为值得高度注意。据报道,约 50%的精神分裂症患者存有自杀观念,15%的患者出现自杀行为。其原因主要是抑郁情绪、幻觉和妄想等精神症状的影响。

(2)阴性症状:指正常的心理功能缺失所表现的各种障碍,可表现为以下几个方面。①思维贫乏:患者言语减少,谈话内容空洞,应答反应时间延长等。②情感平淡或淡漠:患者对周围事物的情感反应变得迟钝或平淡,表情变化减少,最早涉及的是最细腻的情感,如对朋友、同事的关心、同情,对亲人的体贴。随着疾病发展,患者的情感体验日益贫乏,面部完全没有表情变化,对周围的人或自己漠不关心,丧失对周围环境的情感联系。③意志活动减退:可表现在很多方面,如不修边幅,不注意个人卫生,不能坚持正常的工作或学习,精力缺乏,社交活动减少或完全停止,与家人或朋友保持亲密的能力丧失。

(3)认知功能障碍:早在 1919 年就有学者描述了精神分裂症患者的认知功能障碍,但直到近几年人们才开始关注该障碍在康复过程的重要作用。据统计,有 85%左右的精神分裂症患者有认知功能障碍的表现,可具体表现为注意警觉障碍、记忆障碍、抽象思维障碍、信息整合障碍、运动协调障碍。

(二)临床类型

精神分裂症根据其临床表现出的主导症状分型。在疾病的早期,往往很难明确分型,当疾病发展到一定阶段,其主导症状便逐渐明朗化,便于分型。精神分裂症的不同亚型有其特有的发病形式、临床特点、病程经过、治疗反应、预后,对临床有一定的指导意义。临床上常见的类型如下。

1.偏执型

偏执型又称妄想型,是精神分裂症最常见的一个类型。发病年龄多在 25~35 岁,起病缓慢或亚急性起病,其临床表现以相对稳定的妄想为主,关系妄想和被害妄想多见,其次为夸大、自罪、影响、钟情和嫉妒妄想等。妄想可单独存在,也可伴有以幻听为主的幻觉。幻觉妄想症状长期持续。情感障碍表面上可不明显,智力通常不受影响。患者的注意力和意志往往增强,被害妄想者的这种特点最显著,他们警惕、多疑且敏感。在幻觉妄想影响下,患者开始保持沉默,冷静地观察周围的情况,之后疑惑心情逐渐加重,可发生反抗,如反复向有关单位控诉或请求保护,严重时甚至发生伤人或杀人。患者也可能感到已成为“众矢之的”,

自己已无力反抗，不得已采取消极的自伤或自杀行为。因而此型患者容易引起社会治安问题。病程经过缓慢，发病数年后，在相当长时期内尚能保持工作能力，较少出现显著的人格改变和衰退。如能及时治疗，多数患者的疗效较好。患者若隐瞒自己的表现，往往不易早期发现，以致诊断困难。

2.紧张型

紧张型多在青春期或中年起病，起病较急，病程多呈发作性。以紧张性木僵或紧张性兴奋为主要表现，两种状态并存或单独发生，也可交替出现。典型表现是患者出现紧张综合征。该型近年来在临床上有减少趋势，预后较好。

(1)紧张性木僵：以运动抑制为突出表现。轻者动作缓慢，少语少动，或长时间保持某一个姿势不动。重者终日卧床，不动不食，缄默不语，对外界刺激不起反应，唾液、大小便潴留。两眼睁大或紧闭，四肢呈强直状，对被动运动有抵抗，稍轻者可能有蜡样屈曲、不自主服从、模仿动作和言语、重复动作等。意识无障碍，即使有严重的运动抑制，患者也能感知周围的事物，病后均可回忆。紧张性木僵一般持续数天至数周。木僵状态可在夜间缓解或转入兴奋。

(2)紧张性兴奋：以运动兴奋为突出表现。患者行为冲动，言语刻板，联想散漫，情感波动显著，可持续数天至数周，病情可自发缓解，或转入木僵状态。

3.青春型

青春型多在青春期(15～25 岁)发病，起病较急，病情进展快，一般 2 周内达到高峰。症状以精神活动活跃且杂乱、多变为主。情感改变为突出表现，患者的情感肤浅、变化莫测，表情做作，行为幼稚、奇特，患者好扮鬼脸，常有冲动行为。患者可表现出本能活动亢进，尤其是性欲亢进，如言语低级、下流，当众手淫、裸体。患者可有意向倒错，如吃脏东西。患者可出现幻觉、妄想，但多是片段而零乱的，内容荒谬，与患者的幼稚行为相一致。因此，临床上这些患者看起来愚蠢和孩子气，常常不合时宜地扮怪相和傻笑，自我专注，幻觉、妄想支离破碎，而不像偏执型患者那样系统。此型病程发展较快，症状显著，虽可缓解，但易再发，预后欠佳。

4.单纯型

单纯型多在青少年期起病，经过缓慢，持续发展。早期多表现类似神经衰弱的症状，如有疲劳感、失眠、记忆减退、工作效率下降，但求医心情不迫切，即使求医也容易被疏忽或误诊。疾病初期常不引起重视，患者甚至会被误认为“不求上进”“性格不够开朗”或“受到打击后意志消沉”等，经过一段时间后病情发展明显才引人注意。该型以精神活动逐渐减退为主要表现。患者出现日益加重的孤僻，行为被动，情感淡漠，失去对亲友的亲近感；懒散，甚至连日常生活都懒于自理；丧失兴趣，社交活动贫乏，生活毫无目的；学习或工作效率逐渐下降。患者一般无幻觉和妄想，虽有也是片段的或一过性的。此型自动缓解者较少，治疗效果和预后差。

5.其他类型

(1)未分化型：此型患者的症状符合精神分裂症的诊断标准，但症状复杂，同时存在各型的精神症状，无法归到上述分型中的任何一个类别，故将其放到未分化型中，此型患者在临床并不少见。

(2)残留型：在发展期的急性症状缓解后，患者尚残留片段、不显著的幻觉和妄想，或有某些轻微症状，但并不严重，仍可进行日常劳动。

(3)衰退型：病期时间已久，患者思维极度贫乏或破裂，情感淡漠，意志缺乏，行为幼稚，病情固定，波动少。

此外，英国学者 Crom 提出了精神分裂症阳性症状和阴性症状的概念。阳性症状指精神活动异常或亢进，包括有幻觉、妄想、行为冲动紊乱、情感不稳定且与环境不协调等，也称为Ⅰ型精神分裂症；阴性症状指精神功能减弱或缺乏，如思维贫乏、情感淡漠、意志活动减退、社会隔离、反应迟钝等，也称为Ⅱ型精神分裂症。研究发现两者在临床症状、对抗精神病药物的反应、预后、生物学基础上都有不同之处，按此法分型，将生物学和症状学结合在一起，有利于临床治疗药物的选择。

(三)辅助检查

精神分裂症一般没有客观的检查依据(除器质性所致精神障碍外)，因此，实验室血常规、大小便常规及生化检查一般无阳性结果。神经系统检查结果一般正常。精神状况检查可有幻觉、妄想、行为冲动紊乱、思维贫乏、意志活动减退、社会隔离、反应迟钝、情感不稳定、淡漠且与环境不协调等。脑电图、脑涨落图、心理测验可有异常发现。CT 和 MRI(磁共振成像)检查发现30%～40%精神分裂症患者有脑室扩大或其他脑结构异常，以前额角扩大最为常见。

(四)诊断要点

在遗传生物学、生物化学等实验室检查尚未发现有特异性变化以前，精神分裂症的诊断主要依据全面可靠的病史、临床特点，即建立在临床观察和描述性精神病理学的基础上。目前国内常根据《中国精神障碍分类与诊断标准(第 3 版)》(CCMD-3)的标准进行诊断。具体诊断标准如下。

1.症状学标准

症状至少有以下两项，并非继发于意识障碍、智能障碍、情感高涨或低落，单纯型分裂症另规定。①反复出现言语性幻听。②有明显的思维松弛、思维破裂，言语不连贯，思维贫乏或思维内容贫乏。③思想被插入、被撤走、被播散，思维中断，有强制性思维。④有被动、被控制、被洞悉体验。⑤有原发性妄想（包括妄想知觉、妄想心境）或其他荒谬的妄想。⑥出现思维逻辑倒错、病理性象征性思维或语词新作。⑦情感倒错或出现明显的情感淡漠。⑧出现紧张症、怪异行为或愚蠢行为。⑨有明显的意志减退或缺乏。

2.严重程度标准

有自知力障碍，社会功能严重受损或无法进行有效交谈。

3.病程标准

(1)符合症状学标准和严重程度标准至少已持续 1 个月，单纯型另有规定。

(2)若同时符合精神分裂症和情感性精神障碍的症状标准，当情感症状减轻到不能满足情感性精神障碍标准时，精神分裂症状需继续满足精神分裂症的症状标准至少 2 周，方可诊断为精神分裂症。

4.排除标准

排除器质性精神障碍、精神活性物质所致精神障碍和非成瘾物质所致精神障碍。尚未缓解的分裂症患者，若又罹患本项中前两类疾病，应并列诊断。

(五)治疗要点

在精神分裂症的治疗中，抗精神病药物起着重要作用。支持性心理治疗是改善患者的社会生活环境以及提高患者社会适应能力的康复措施，亦十分重要。一般在急性阶段，以药物治疗为主。在慢性阶段，康复措施对预防复发和提高患者的社会适应能力有十分重要的作用。

1.治疗总原则

(1)目前虽无法根治精神分裂症，但治疗能减轻或缓解病症，并减少其他疾病的患病率及死亡率。治疗目标是降低复发的频率、该病的严重性及心理社会性不良后果，并增强发作间歇期的心理社会功能。

(2)识别精神分裂症的促发或延续因素，提倡早期发现，早期治疗。应用恰当的药物，进行心理治疗和心理社会康复。后者的目的在于减少应激事件，使患者主动配合治疗。

(3)确定药物及其他治疗，制定全面的全程综合性治疗计划。

(4)努力取得患者及其家属的配合，增强执行治疗计划的依从性。

(5)精神科医师除直接治疗患者，还常作为合作伙伴或指导者，以团队工作的方式与其他人员根据患者的需要，最大限度地改善患者的社会功能和提高患者的生活质量。

(6)以适合患者及其家属的方式提供健康教育，并应贯穿整个治疗过程。

2.精神分裂症各期治疗原则

(1)前驱期：一旦明确分裂症的前驱症状，应立即治疗。药物可用于前驱期、先兆发作，或急性发病的防治以及间歇期症状的改善。

(2)急性期：①尽力减轻和缓解急性症状，重建或恢复患者的社会功能。②尽早使用抗精神病药。经典抗精神病药及利培酮、奥氮平应作为一线药。如存在不依从情况，可用肌内注射或静脉给药。③其他药在一种抗精神病药疗效不佳时可并用，如卡马西平、丙戊酸盐、苯二氮䓬类，可改用氯氮平等二线药物。④药物治疗无效，有紧张症或禁忌证时，电休克治疗(ECT)可作为后备手段。

(3)恢复期：①减少对患者的应激，改善症状，降低复发的可能性，增强患者适应社区生活的能力。如一种抗精神病药已使病情缓解，应续用相同量6个月，再考虑减量维持治疗。②注重心理治疗的支持作用。③避免过度逼迫患者完成高水平职业工作或实现社会功能，这样可增加复发风险。

(4)康复期：①保证患者维持和改善功能水平及生活质量，使前驱期症状或逐渐出现的分裂性症状得到有效控制，继续监测，治疗不良反应。②一旦出现早期症状，应及时干预。③抗精神病药的长期治疗计划应针对药物不良反应与复发风险加以权衡。初发患者经1年维持治疗，可尝试停药；多次反复发作者维持治疗至少5年甚至终身。

3.治疗方法

(1)抗精神病药物治疗：能有效地控制急性和慢性精神症状，提高精神分裂症的临床缓解率；在防止精神衰退治疗中常发挥出积极作用。

(2)电抽搐治疗：对紧张性兴奋、木僵、躁动、伤人、自伤和消极情绪严重者的疗效显著。症状控制后该治疗方法应配合精神药物治疗。

(3)胰岛素昏迷治疗：对妄想型和青春型精神分裂症疗效较好。由于治疗方法复杂，需要专门设施和受过训练的人员监护，治疗期长，该方法几乎已被更方便、安全的抗精神病药物取代。

(4)精神治疗：是指广义的精神治疗，纯精神分析治疗不适用于精神分裂症。精神治疗作为一种辅助治疗有利于提高和巩固疗效，适用于妄想型和精神因素明显的恢复期患者，行为治疗有利于慢性期患者的管理与康复。

(5)精神外科治疗:是一种破坏性治疗措施,在应用其他方法久治无效后使用,是对危及社会和周围人安全的慢性难治患者最后的治疗手段。

二、护理评估

在对精神分裂症患者进行护理评估时需注意:要关心和了解患者的需求,不必注重精神分裂症的分型,因为分型与护理计划的制订关系不大;要重视患者的家属、同事、朋友提供的资料,因为许多患者对本身所患疾病缺乏自知力,很难正确反映病史;对患者心理状况、社会功能评估时,可通过与患者的直接交谈从语言、表情、行为中获得直接的资料,或可从患者的书信、日记、绘画中了解情况,临床上还常借助一些评估量表来测定。

(一)健康史

(1)个人史:患者是否足月顺产,母亲在孕期及分娩期有无异常,患者的成长及智力情况如何,有无酗酒史,生活能否自理等。

(2)现病史:此次发病的时间、表现,发病有无诱因、对学习或工作的影响程度,患者的就医经过、饮食、睡眠,患者是否服用安眠剂等,有无自杀、自伤、冲动、出走。

(3)既往史:包括患者过去是否发病、第一次发病的时间和表现、治疗经过、效果如何、是否坚持服药、病后的社会交往能力等。

(4)家族史:家族成员中是否有精神疾病患者。

(二)生理功能

(1)患者的生命体征是否正常。

(2)患者的饮食、营养状况如何,有无营养失调。

(3)患者睡眠情况如何,有无入睡困难、早醒、多梦等情况。

(4)患者的大小便情况如何,有无便秘、尿潴留等情况。

(5)患者有无躯体外伤。

(6)患者个人卫生是否良好,衣着是否整洁。

(7)患者是否自理日常生活。

(三)心理功能

(1)病前个性特点:①患者病前性格特点如何,是内向型还是外向型。②患者的兴趣爱好有哪些,患者的学习、工作、生活能力如何。

(2)病前生活事件:患者在近期(6个月内)有无重大生活事件发生,如至亲的死亡、工作变化、失业、离婚，患者有什么样的反应。

(3)应付悲伤/压力：患者是如何应对挫折和压力的，具体的应付方式是什么，效果如何。

(4)对住院的态度：患者对住院、治疗的合作程度，是否配合治疗和检查，对护理人员的态度怎样。

(四)社会功能

(1)社会交往能力：①患者病前的社会交往能力如何，是否善于与人交往。②患者病前对于社会活动是否积极、回避等。

(2)人际关系：患者的人际关系如何，有无特别亲密或异常的关系，包括家属、男/女朋友、同事、同学等。

(3)支持系统：患者的社会支持系统怎样，患病后同事、同学、家属与患者的关系有无改变，家属对患者的关心程度、照顾的方式，婚姻状况有无改变等。

(4)经济状况：患者的经济收入如何，患者对医疗费用支出的态度如何。

(五)精神状况

(1)自知力：患者是否承认自己有病，是否有治疗的要求。

(2)思维：①患者有无思维联想障碍，如思维破裂、思维散漫、思维贫乏。②患者有无思维逻辑障碍，如词语新作、逻辑倒错。③患者有无思维内容障碍，如妄想及其内容、程度、频率、持续时间。

(3)情感情绪：患者的情感反应如何，有无情感淡漠、情感迟钝，情感反应与周围环境是否相符等。

(4)意志行为：①患者的意志是否减退，行为是否被动、退缩。②患者的行为与周围环境是否适宜，有无意向倒错。③患者是否出现违拗、空气枕头等现象。

(5)认知：患者有无幻觉、错觉，幻觉的表现形式、内容、程度、频率、持续时间等。

(6)人格的完整性：患者有无人格改变、人格衰退、人格解体等的表现。

(六)药物不良反应

患者有无锥体外系反应、自主神经系统反应、药物过敏史等。

三、护理诊断

(1)营养失调：营养低于机体需要量，与幻觉、妄想、极度兴奋、躁动、消耗量过大及摄入量不足有关。

(2)睡眠形态紊乱:如入睡困难、早醒、多梦,与妄想、幻听、兴奋、环境陌生、不适应、睡眠规律紊乱等有关。

(3)躯体移动障碍:与疾病症状及药物所致不良反应有关。

(4)感知改变:与疾病症状及药物所致不良反应有关。

(5)思维过程改变:与思维内容障碍(妄想)、思维逻辑障碍、思维联想障碍等有关。

(6)自我形象紊乱:与疾病症状有关。

(7)不合作:与幻听、妄想、自知力缺乏、对药物的不良反应产生恐惧、违拗等有关。

(8)角色紊乱:与疾病症状及药物不良反应有关。

(9)生活自理缺陷:与药物不良反应所致运动及行为障碍、精神障碍、精神衰退导致的生活懒散有关。

(10)有冲动、暴力行为的危险:对自己或对他人有冲动、暴力行为的危险,与命令性幻听、评论性幻听、被害妄想、嫉妒妄想、被控制妄想、精神运动性兴奋、缺乏自知力等有关。

四、护理问题

(1)语言沟通障碍:与精神障碍及药物不良反应有关。

(2)个人应对无效:与疾病症状及药物不良反应有关。

(3)功能障碍性悲哀:与精神疾病及药物不良反应有关。

(4)自我防护能力改变:与精神疾病及药物不良反应有关。

(5)社交孤立:与精神疾病及认知改变有关。

(6)医护合作问题:与药物不良反应(如急性肌张力障碍、直立性低血压)有关。

五、护理目标

(1)患者能用他人可以理解的语言或非语言方式与人沟通,并表达自己的感受。

(2)患者的精神症状逐步得到控制,日常生活不被精神症状所困扰,能最大限度地完成社会功能。

(3)患者在住院期间不发生冲动伤人、毁物的现象,能控制攻击行为。

(4)患者能学会控制自己情绪的方法,能用恰当的方法发泄自己的愤怒,适当表达自己的需要及欲望。

(5)患者按时按要求进食,患者体重不得低于标准体重的10%。

(6)患者能说出应对失眠的几种方法,患者的睡眠得到改善,能按时入睡,睡眠时间保持在每天7～8小时。

(7)患者的身体清洁无异味,患者在一定程度上生活自理。

(8)患者愿意配合治疗和护理,主动服药。患者能描述不配合治疗的不良后果。

(9)患者及其家属对疾病的知识有所了解。

六、护理措施

在护理措施的实施过程中,建立良好的护患关系,是极为重要且不容易实施的措施。因为多数患者对疾病没有自知力,不认为自己有病,所以拒绝治疗。甚至某些患者将护理人员涉入其精神症状之中,如被害妄想患者,可能认为护理人员也与他人串通加害他(她),因而对护理人员采取敌视态度甚至伤害护理人员。所以,护理人员应掌握与不同患者接触的技巧,与患者建立良好的护患关系。

(一)生活护理

患者受妄想幻觉内容的支配,拒绝进食;木僵、精神衰退的患者不能料理生活,营养失调;睡眠障碍是各型精神分裂症各阶段的常见症状;抗精神病药物的不良反应也可导致患者生活料理困难,因此做好分裂症患者的生活护理是非常必要的。

1.保证营养供给

精神分裂症患者因进食自理缺陷,往往有营养失调。所以保证患者正常进食,以纠正或防止营养失调,是护理工作面临的常见问题。护理人员应首先了解患者不进食的原因,针对不同原因采取不同的方法,保证患者正常进食。①被害妄想患者害怕食物中有毒而不敢进食,幻听的患者受命令性幻听的支配不愿进食,护理人员应耐心解释、说服,可让患者自己到配餐间参与备餐或现场示范食物无毒后督促其进食,或鼓励其与他病友集体进食。②对坚持不进食者应给予鼻饲或输液。③对兴奋、行为紊乱而不知进食的患者,护理人员宜让其单独进食或喂食,以免干扰其他患者进食。④对木僵患者及服用抗精神病药出现锥体外系反应者,护理人员宜准备半流质或容易消化的食物,协助患者进食,并密切观察,以防止吞咽困难导致噎食。⑤护理人员注意评估患者进食后的情况,有无腹胀等,记录患者的进食量,每周给患者称一次体重。

2.保证充足的睡眠

睡眠障碍是精神分裂症患者初发、复发早期常见的症状之一,护理人员应持续评估患者的睡眠情况，如入睡时间、睡眠质量、觉醒时间、醒后能否继续入睡，了解患者睡眠紊乱的原因。①提供良好的睡眠条件，保持环境安静，温度适宜，避免强光刺激。②新入院患者因环境陌生而入睡困难，护理人员应在病房多陪伴患者，直至其入睡。③防止睡眠规律倒置，鼓励患者白天尽量多参加集体活动，保证夜间的睡眠质量。④指导患者使用一些促进睡眠的方法，如深呼吸、放松术。⑤对严重的睡眠障碍患者，经诱导无效，可遵医嘱运用镇静催眠药物辅助睡眠，用药后注意患者睡眠的改善情况，做好记录与交班。

3.卫生护理

对生活懒散、木僵等生活不能自理或不完全自理的患者，护理人员应做好卫生护理、生活料理或督促其自理。①对木僵患者应做好口腔护理、二便护理、皮肤护理，做好女患者经期的护理。②保持患者的呼吸道通畅，把卧床患者的头偏向一侧。③对生活懒散者应教会其日常生活的技巧，训练其生活自理能力，如穿衣、叠被、洗脸、刷牙，应循序渐进地训练，不能操之过急，对患者的点滴进步应及时表扬、鼓励。

4.躯体状况观察

精神分裂症患者一般很少注意身体方面的疾病，即使有病也不求医，所以护理人员应该经常注意患者的身体状况，及时给予帮助。护理人员宜记录患者服抗精神病药的反应，预防可能出现藏药、拒绝服药的情况发生。在患者服药初期护理人员应特别注意患者是否有药物过敏或嗜睡反应，同时还应预防直立性低血压，告诉患者（或家属）改变体位宜缓慢。

（二）心理护理

1.与患者建立良好的护患关系

精神分裂症患者意识清晰，智能良好，无自知力，不安心住院，对护理人员有抵触情绪。护理人员只有与患者建立良好的护患关系，取得患者的信任，才能深入了解病情，顺利完成观察和护理工作。护理人员应主动接触、关心、尊重、接纳患者，温和、冷静、坦诚地对待患者，适当满足其合理要求。

2.正确运用沟通技巧

（1）护理人员应耐心倾听患者的诉说，鼓励患者说出对疾病和有关症状的认识及感受，鼓励其用语言而非冲动行为表达感受，并做出行为约定，承诺今后用其他方式表达愤怒和激动情绪。

（2）护理人员在倾听时应对每一条诉说做出适当限制，不要与患者争论有关妄想的内容，而是适当提出自己的不同感受，仅在适当时机（如幻觉减少或妄想动摇时),才对其病态体验提出合理解释,并随时注意其反应。

(3)与患者交谈时,态度要亲切、温和,语言具体、简单、明确,对思维贫乏的患者,护理人员不要提出过多要求,给患者足够的时间回答问题,不训斥、不责备、不讽刺患者。

(4)护理人员应避免一再追问妄想内容的细节,以免强化其病理联想,使症状更加顽固。

(三)社会功能方面的护理

患者由于意志减退、情感淡漠,多有社会功能缺损或衰退,包括角色紊乱,个人生活自理能力下降或丧失,生活懒散,人际交往能力受损,孤僻,退缩,处于社会隔离状态等。对此,护理人员应鼓励患者参加集体活动,减轻不良刺激因素对患者的影响;安排合理的文娱活动,转移其注意力,缓解其恶劣情绪;当患者情绪稳定后,可与患者共同制定生活技能训练和社交技巧训练计划,鼓励患者自理。对于极度懒散的患者,护理人员还可进行行为治疗,通过社会技能训练、工作康复、娱乐活动等手段,培养良好的生活习惯,促进生活、劳动技能的恢复,延缓精神衰退的进展。

(四)特殊护理

1.提供良好病房环境、合理安置患者

(1)护理人员要严格执行病区安全管理与检查制度,注意门窗、钥匙的安全管理。

(2)护理人员要将易激惹与兴奋躁动的患者分开居住与活动。

(3)护理人员要将妄想明显、症状活跃、情绪不稳等的患者与木僵、痴呆等行为迟缓的患者分开安置。

(4)护理人员应避免让有自杀、自伤行为的患者单独居住,可将其安置在重症病房,由专人看护,一旦有意外发生,应及时处理。

2.加强巡视、了解病情

(1)护理人员要及时发现自杀、自伤、冲动或出走行为的先兆。

(2)护理人员要掌握住院患者自杀、自伤、不合作、冲动、出走行为等发生的规律。

(3)护理人员要对有明显危险的患者应严加防范,将其活动应控制在工作人员视线范围内,并认真交接。

3.冲动行为的处理

(1)预防患者冲动行为的发生是非常重要的。护理人员要做好病房的安全管理工作，提供安静、舒适的环境。患者应在护理人员的视线下活动。

(2)护理人员对患者的过激言行不进行辩论，但不轻易迁就。

(3)护理人员在日常沟通、治疗、护理等需与患者发生身体接触时应谨慎，必要时应有他人陪同。

(4)患者一旦出现冲动行为，护理人员应保持冷静、沉着、敏捷，必要时患者信任的护理人员对患者口头限制，并配合药物控制。

(5)患者如有暴力行为，可酌情隔离或保护性约束患者，约束时要向患者说明，并注意约束部位的血液循环，保证患者基本的生理需要，执行保护性约束护理常规。

(6)病情缓解后及时解除隔离或约束，护理人员要向患者讲解冲动的危害性和进行隔离或约束的必要性。

(7)护理人员要对患者做好冲动后心理疏导，让患者讲述冲动原因和经过，和患者共同评价冲动前、后的感觉，让患者说出自己的感受，给予理解和帮助，以便进一步制定防范措施。

(8)护理人员要注意妥善处理遭受冲动损害者。

4.自杀自伤或受伤的处理

(1)患者因幻觉妄想、冲动或怪异行为等，易自杀、自伤或与他人起冲突，护理人员应注意保护患者的人身安全。

(2)对有严重自杀、自伤倾向的患者应禁止其单独活动与外出、在危险场所逗留，外出时应严格执行陪伴制度，必要时设专人护理。

(3)一旦患者发生自杀、自伤或受伤等意外，护理人员应立即隔离患者，与医师合作实施有效的抢救措施。

(4)对自杀、自伤后的患者，护理人员要做好自杀、自伤后心理护理，了解其心理变化，以便进一步制定针对性防范措施。

5.出走的护理

对有出走危险的患者，入院时护理人员就应注意热情接待，做好入院介绍。患者出走时，护理人员要立即报告，组织力量及时寻找并通知家属。对出走后回归的患者，护理人员要做好回归后心理护理，并了解出走经过，以便进一步制定防范措施，严禁其单独外出。

6.妄想与幻觉的护理

妄想与幻觉是精神分裂症的常见症状，可同时出现，也可单独出现。患者对妄想和幻觉的内容坚信不疑。妄想和幻觉可支配患者的思维、情感、行为，特别是“命令性幻听”，患者认为这些“命令”无法抗拒而必须执行，因而产生出走及危害社会、伤害自己和他人的行为，给患者的安全和病区的管理带来很大的困难。护理人员必须根据妄想和幻觉的内容特点及疾病的不同阶段进行护理。

妄想是精神分裂症患者最常见的思维障碍。在妄想内容的影响下，患者出现自杀、伤人、毁物、拒食、拒药等情况，需根据妄想的内容，有针对性地护理。①对有被害妄想者，护理人员应耐心劝导，如其拒食可安排集体进餐；如其对同病房患者有伤害嫌疑，及时将患者安置在不同病房，如护理人员也被牵连进其妄想内容，护理人员不要过多地解释，注意安全，必要时进行调整。②对有关系妄想者，护理人员在与其接触时，语言应谨慎，避免在患者看不到却听得到的地方轻声细语、发出笑声或谈论其病情，以免加重病情。③疑病妄想的患者认为自己患了不治之症，并有许多身体不适的主诉，护理人员要耐心解释，必要时配合医师给予暗示治疗。④自罪妄想的患者认为自己罪大恶极，死有余辜，情绪低落，以致拒绝进食，或捡拾饭菜，或无休止地劳动以求赎罪。护理人员应根据这些特点进行护理，可劝其进食或将饭菜搅拌在一起，使患者误认为是剩饭剩菜，起到诱导进食的效果。对无休止地劳动的患者应限制其劳动强度和时间，督促其休息，避免过度劳累。注意规范患者的行为，对患者的怪异言行不辩论、不训斥，但也不轻易迁就。

对有幻觉的患者，护理人员首先要注意观察其表情、言语、情绪和行为；掌握患者幻觉出现的次数、规律性、内容和时间，根据患者对幻觉所持的态度合理安置病房。①对幻觉出现频繁，并受幻觉支配而产生冲动、伤人、毁物、自伤者，应将其安置在重症监护室，由专门的护理人员护理，以密切观察病情变化，防止意外发生。②护理人员对幻觉出现频繁，影响日常生活的患者，应给予帮助，保证其基本需求。如果患者愿意诉说幻觉的内容，护理人员应认真倾听，给予同情和安慰，使患者感受到理解、关心和信任。③护理人员对因幻觉造成焦虑不安的患者，应主动询问，提供帮助；根据幻觉的内容，改变环境，设法诱导，缓解症状。④护理人员对因幻嗅、幻味而拒食的患者，应耐心解释，并可采取集体进餐的方法，以消除患者的疑虑。⑤有幻触、幻嗅的患者可嗅到病房有异常气味，感到床铺、身上穿的衣服有虫子爬，护理人员可及时为其改善居住条件，更换衣服、被褥。⑥幻觉有时在安静状态或睡眠前出现，可根据患者的特长组织参加文娱治疗活动，以分散患者的注意力；为患者创造良好的睡眠环境，缩短其入睡过程，保证足够的睡眠时间。

当患者对妄想、幻觉的信念开始动摇时，要抓紧时间和患者谈话，分析病情，引导患者进一步认识病态表现，促进自知力的恢复。

7.不合作患者的护理

(1)护理人员要主动关心、体贴、照顾患者，使患者感到自己是被重视、被接纳的。

(2)护理人员要选择适当的时机向患者宣传有关知识，帮助患者了解自己的疾病，向患者说明不配合治疗会带来的严重后果。

(3)护理人员要严格执行操作规程，发药速度宜慢，注意力高度集中，发药到手，看服到口，服后检查口腔、舌下、颊部及水杯，确保药物到胃，但要注意采取适当的方式，要尊重患者。

(4)给服药的患者提供透明塑料杯、温开水，这样便于观察。

(5)护理人员一旦发现藏药患者要书面、口头交班，让全体护理人员在发药时重点观察这些患者。

(6)对一贯假服药者，每次服药提前或最后单独进行，便于仔细检查，同时可避免其他患者学习其假服药方式。

(7)护理人员要防止个别患者跑到洗手间用特殊催吐法将尚未溶解的药丸吐出，可观察患者 10～20 分钟。

(8)对拒绝服药的患者，护理人员应耐心劝导，必要时采取注射方式或使用长效制剂。

(9)对药物反应明显的患者护理人员要及时给予处置，以消除患者的不适，提高其对药物的依从性。

(10)护理人员应鼓励患者表达接受治疗时的感受和想法。

8.对意志减退、退缩淡漠的患者

(1)护理人员要教会患者日常生活的基本技巧，开展针对性行为治疗。

(2)护理人员对受到挑衅或攻击时不能采取有效措施保护自己的患者，应加以保护。

(3)护理人员帮助患者制定和实施提高生活自理能力的训练计划，循序渐进，鼓励其参与文娱治疗和体育锻炼。

9.对情感障碍的患者

淡漠是患者的主要情感特点，所以护理人员很难接近患者，与患者有情感上的沟通。护理人员必须坚持以真诚、友善的态度接纳患者，让患者感到他所处的环境是安全的和值得信赖的。护理人员可用语言的或非语言的方式来表达对患者的关注，如鼓励患者说出感受，或利用治疗性触摸，甚至静坐在患者身旁陪伴他。上述方法都有利于帮助患者走出自己的情感困境，改善情感障碍。

10.对木僵患者

护理人员对木僵患者要给予生活护理；维持水、电解质、能量代谢平衡，必要时给予鼻饲；做好预防并发症的护理，如保持呼吸道通畅，做好口腔护理，取头偏向一侧卧位，做好二便护理，预防压疮；必要时遵医嘱配合医师做ECT（发射型计算机断层成像），注意观察治疗作用与不良反应。

11.用药护理

护理人员遵医嘱给各种药物，严格执行“三查八对”用药治疗制度，密切观察患者用药后的效果和不良反应，一旦出现异常情况，马上与医师联系并果断处理。

七、护理评价

(1)患者的精神症状缓解的情况，是否出现伤人、自伤、毁物等行为。

(2)患者的自知力恢复情况如何。

(3)患者有无意外事件和并发症的发生。

(4)患者最基本的生理需要是否得到满足。

(5)患者是否配合治疗护理，并参加文娱活动。

(6)患者的生活技能、语言沟通及其他社会交往技能的恢复情况如何。

(7)患者的个人应对能力与自我防护能力是否获得改善。

(8)患者对疾病的看法和对治疗的态度是否改变。

(9)患者及其家属对疾病的知识是否有所了解。

八、健康指导

精神分裂症是一种迁延性、预后大多不良的精神疾病，且有反复发作的倾向，复发次数越多，其功能损害和人格改变愈严重，最终导致精神衰退和人格瓦解，对患者及其家庭和社会造成很大的损失。精神分裂症患者在症状基本消失后，仍需较长时间的药物维持治疗和接受心理方面的治疗和训练。有效地控制症状复发，使其社会功能和行为得到最大限度的调整和恢复，是精神分裂症患者系统治疗的一个重要步骤。但患者及家属对维持治疗的依从性较差，可能不了解疾病的特点，不能耐受药物的不良反应，也可能对疾病的治疗失去信心，最终导致疾病加重。因此，对恢复期患者及其家属做好疾病知识的宣传和教育，是精神科护理人员的重要工作之一。

(1)护理人员要教会患者和家属有关精神分裂症的基本知识，让患者和家属知道精神分裂症是容易复发的精神疾病，使其认识到疾病复发的危害，认识药物维持治疗、心理治疗对预防疾病复发及防止疾病恶化的重要性。

(2)护理人员要让患者及家属知道有关精神药物的知识，对药物的作用、不良反应有所了解，告诉患者服用药物应维持的年限及服用中的注意事项；教育患者按时复诊，在医师指导下服药，不擅自增加或减少药量或停药；使患者及家属能识别药物不良反应的表现，并能采取适当的应急措施。

(3)护理人员要教育患者及家属能识别疾病复发的早期征兆，若出现睡眠障碍、情绪不稳、生活不自理、懒散、不能正常完成社会功能，应及时到医院就诊。

(4)护理人员要教育患者正确对待和处理生活中发生的各种事件，适应并正确处理与自己有关的社会矛盾，引导患者扩大接触面，克服自卑心理，树立坚强的意志，与外界保持良好的人际关系。

(5)护理人员要教育患者保持良好生活习惯，让其保持有规律的生活，保证充足的睡眠，进行适度的娱乐活动、适当的体力劳动，合理用脑。

(6)护理人员要教会患者和家属应对各种危机(如自杀、自伤、冲动)的方法。

第四节　情感性精神障碍

一、疾病概述

(一)情感性精神障碍的概述

人们对情感性精神障碍的希波克拉底认识是一个漫长的过程。公元前8世纪就有忧郁的临床描述。公元前4世纪，首创“忧郁”这一名称，将抑郁症描述为“厌食、沮丧、失眠、烦躁和坐立不安”，认为它是黑胆汁和痰淤积而影响到脑功能所致。关于躁狂和抑郁的关系，早在公元前1世纪就有记载，临床上发现躁狂和抑郁可以存在于同一患者的不同时期，患者表现出间歇性的愤怒、情感不稳、易激惹、失眠，有时感到悲伤和自卑，有交替发作的倾向。法国医师Falret发现躁狂和抑郁在同一患者身上交替出现，命名为“环性精神病”，其症状为发作性，可自行缓解。德国精神病学家Kahlbaum首先提出躁狂和抑郁是同一种疾病的两个阶段，指出该病的主要特征是精神活动的完整性，情感、思维、行为的协调性，同时他把慢性抑郁命名为恶劣心境，将以心境高低波动为特征的障碍命名为环性精神障碍。德国精神病学家 Kraepelin 通过多年的纵向观察研究，将躁狂和抑郁合二为一，命名为躁狂抑郁性精神病(manic depressive psychosis，MDI)，该命名一直沿用至今。他观察发现该病在发作期以情感障碍为主要表现，预后良好，无精神衰退，呈周期性病程。Bleuler 采用“情感性精神病”一词，主要指双相情感性精神障碍和临床表现较重的躁狂发作或抑郁发作，未包括各类症状较轻的躁狂或抑郁的一些亚型。德国的 Leonhard 根据情感相位特征提出单相与双相障碍的概念，既有躁狂又有抑郁发作者称为双相障碍。反复出现躁狂或抑郁发作而无相反相位者，称为单相障碍，提出了遗传是区分单、双相障碍的重要因素。Angst 和 Peris 的研究进一步证实了 Leonhard 单、双相障碍的分类概念，并逐渐被人们所接受，现已成为情感性精神障碍的分类基础。

(二)情感性精神障碍的分类

情感性精神障碍的分类较为复杂，由于该病的病因未明，以致产生各种观点，并提出不同的分类。一般来讲，对躁狂症分类的不同观点较少，而对抑郁症分类的不同观点较多，因此分类主要是对抑郁症的。

1.根据病因分类

(1)原发性/继发性：由 Robins 和 Guze 首先提出，这种分类主要基于情感性精神障碍的发生是否继发于其他精神疾病或躯体疾病，或由酒精中毒或其他物质所致。继发者既往无情感性精神障碍发作史，而有其他精神疾病、躯体疾病或物质滥用史等。原发者既往健康或有情感性精神障碍史，而不是基于症状差异及有无明显的社会应激。有人估计原发性情感性精神障碍约占 55%，继发性占 33%，难以区分者占 12%。

(2)反应性/内源性：由 Gilespie 最早提出，他把由外界应激反应所产生的抑郁称为反应性，而与环境无关者称为内源性。反应性抑郁多起病急，在应激事件后发生，临床上有焦虑、激越、易激惹和恐怖等症状，常是可理解的正常痛苦体验和失望情绪的延续，患者伴有入睡困难，病程短，多在 1～2 个月恢复。内源性抑郁缺乏促发的应激，具有一定的生物学基础，临床上除有抑郁心境、兴趣丧失、自责自罪外，尚有食欲下降、体重减轻、性欲低下、早醒及抑郁情绪呈昼重夜轻改变的生物学症状，患者对抗抑郁药及电痉挛的反应较好。

2.根据症状分类

(1)精神病性/神经症性：精神病性是指患者检验现实能力丧失，伴有幻觉、妄想或木僵等精神病性症状。精神障碍程度严重，属于重性精神病范畴。神经症性是指非精神病性的，患者推理、判断虽有歪曲，但没有丧失现实接触能力。

有人认为精神病性抑郁是一种独立的亚型,患者家族中患精神病性抑郁的比例较高,血清中多巴胺-β-羟化酶的活性低,尿中 3-甲氧基-4-羟基苯乙二醇的含量低,脑脊液中高香草酸的含量高,血清皮质醇水平高、地塞米松抑制试验阳性率高。神经症性抑郁发病具有一定的心理因素,由内心冲突引起,是对失望产生的一种过分沮丧反应,是长期适应不良人格特征的结果。临床上主要表现焦虑、易激惹、入睡困难,无内源性抑郁症的生物学症状,病程呈慢性、波动性。

(2)激越性与迟滞性:前者以焦虑、激越为突出症状,精神运动性抑制症状不明显;后者有明显的精神运动性抑制及思维迟缓,常伴有生物性症状,如睡眠障碍、食欲降低。

3.根据病程分类

(1)单相与双相:由 Leonhard 首先提出,既有躁狂发作,又有抑郁发作者称为双相障碍;只表现为躁狂或抑郁者为单相障碍。根据 Perris 的调查,单相躁狂仅占 1.1%。长期纵向研究发现在躁狂发作前常有轻微和短暂的抑郁发作,所以多数学者认为有躁狂发作就是双相障碍,只有抑郁发作才是单相障碍。正因为这样,在世界卫生组织的《疾病和有关健康问题的国际分类》(ICD-10)和美国的《精神障碍诊断与统计手册》(DSM-Ⅳ)中将有躁狂发作者称为双相障碍,但《中国精神障碍分类与诊断标准第 3 版》(CCMD-3)中仍保留反复发作躁狂的诊断。

DSM-Ⅳ中将双相分为两个亚型。双相Ⅰ型:患者有躁狂、抑郁发作史,躁狂发作严重。双相Ⅱ型:患者有躁狂、抑郁发作史,抑郁发作重,躁狂发作轻;与双相Ⅰ型不同,患者不但躁狂程度轻,而且家族中患双相Ⅱ型者比患双相Ⅰ型多,另外发作次数较多,对治疗的反应可能较差。

(2)发作性与慢性:一般认为情感性精神障碍是一种发作性、周期性、自限性的疾病,发作间歇期,病情可充分缓解。近年来发现有 15%的患者多次反复发作,迁延多年,趋于慢性。

4.根据年龄分类

根据年龄分类可分为更年期抑郁和老年期抑郁。更年期抑郁主要在中年以后发病,在女性中较多见,伴有应激因素,其特点是激越和疑病症状明显。老年期抑郁是指首次发病于老年期,临床特点是以情绪低落、焦虑、迟缓、绝望感及躯体症状为主,但不能归因于躯体疾病或脑器质性病变,一般病程较长,部分患者预后不良。

5.根据分类系统分类

目前,在我国使用的精神障碍分类系统主要有世界卫生组织的ICD-10、美国的DSM-Ⅳ、我国的CCMD-3。这些分类标准对情感性精神障碍的分类简述如下。

(1)ICD-10情感性精神障碍的分类:①躁狂发作。②双相障碍。③抑郁发作。④复发性抑郁发作。⑤持续性情感性精神障碍。⑥其他情感性精神障碍。⑦未特定的情感性精神障碍。

在ICD-10中,躁狂和抑郁发作分别根据严重程度分为轻度、中度、重度,再按有无精神病性症状分别列出。

(2)DSM-Ⅳ情感性精神障碍的分类:主要包括三部分内容。①抑郁障碍:重性抑郁障碍、恶劣情感性精神障碍、未在他处标明的抑郁障碍。②双相障碍:双相Ⅰ型障碍、双相Ⅱ型障碍、环性情感性精神障碍、未在他处标明的双相障碍。③其他情感性精神障碍:DSM-Ⅳ强调在诊断情感性精神障碍时要注明病情轻重和病程特点,以及是否伴有精神病性症状等。

(3)CCMD-3情感性精神障碍的分类:①躁狂发作。②双相障碍。③抑郁发作。④持续性情感性精神障碍。⑤其他或待分类的情感性精神障碍。

CCMD-3中情感性精神障碍的分类条目与ICD-10相比,列出了单相躁狂症的分类,并将反复发作躁狂症置于躁狂症中,而不作为双相障碍的一种亚型。

(三)情感性精神障碍的临床表现

情感性精神障碍的分型较多,这对制定治疗方案非常重要。临床表现分为抑郁发作和躁狂发作两种,某些患者可同时存在抑郁和躁狂症状,称为混合状态。

1.抑郁发作

抑郁发作一般起病较缓,但由突然的心理社会因素诱发者发病较急。抑郁发作的表现可分为核心症状群、生物性症状群和其他伴随症状群三个方面。

(1)核心症状。抑郁发作的核心症状包括心境低落、兴趣或乐趣丧失及精力下降。诊断抑郁状态要求至少存在两个症状。①心境低落:抑郁发作时的总体情绪基调是低沉、灰暗的,抑郁心境的程度可以从轻度的情绪不佳到悲伤、悲观绝望。患者主诉心情沉重,高兴不起来,即使有让人高兴的事情,患者感觉到的也只是痛苦难熬,觉得生活没有意义,有度日如年之感。这种心境低落不能通过自我调节、他人安慰以及改变环境等得到有效缓解。患者通常表述在抑郁状态下所体验到的悲伤情绪与丧失亲友所导致的悲哀不同,这是区别内源性抑郁和反应性抑郁的要点之一。②兴趣或乐趣丧失:兴趣丧失是指患者对日常活动以及既往的爱好丧失了热忱和兴趣。兴趣的丧失往往从某些方面开始,随着抑郁症状的发展,患者逐渐对任何事物都失去了兴趣,疏远亲友,回避社交,离群索居。乐趣丧失又称为快感缺失,是指患者无法从生活中体验到乐趣,对能享受乐趣的活动无愉快感,对令人愉快的环境缺乏情感反应。③精力丧失:患者的精力明显减退,表现为无任何原因地持续疲乏,休息也不能够缓解。开始时患者常感到精力不足,易疲乏,被动、机械地参加一些日常活动。随着病情加重,患者更加无精打采,做任何事情都感到吃力,干不了家务,也难以胜任工作,丧失了主动性和积极性,变得懒散。

以上3个核心症状相互联系,可以在同一患者身上同时出现,但很多患者只是以其中某个或两个症状更为突出。例如,有的患者否认情绪低落,但是对周围事物不感兴趣;而有的患者有时能够参加一些社交或者娱乐活动,表面看来兴趣仍然存在,但进一步询问发现其无法在这些活动之中获得乐趣,缺乏愉快感。

(2)生物性症状。生物性症状包括以早醒为特征的睡眠障碍、食欲下降、性欲下降、以肠胃道症状为主的躯体不适症状(检查不出器质性病变)、精神运动性迟滞等。①睡眠障碍:失眠是抑郁状态常见的伴随症状之一,也是不少患者就诊的首要主诉。表现为无原因的顽固性长时间失眠,包括入睡困难、睡眠浅、易惊醒、多梦、早醒、醒后无法再入睡以及睡眠感缺失等。其中以早段失眠(入睡困难)最为多见,而以末段失眠(早醒)最具有特征性。抑郁症患者在清晨醒来,尤其4～5点钟是情绪最低的时期(与皮质激素分泌最低点的规律一致),最为难熬和痛苦,此时自杀观念最为强烈。不典型患者可以出现贪睡、睡眠过多的情况。②食欲下降:多数抑郁状态的患者都有食欲下降和体重减轻的症状。轻者表现为食之无味,但自己能够勉强进食,进食量没有明显减少,体重在一段时间内也没有明显变化;随着病情发展,严重者完全丧失了进食的欲望,体重明显下降,甚至导致营养不良。少数不典型患者则表现为食欲亢进和体重增加。③性欲下降:在抑郁发作的早期就可能出现性欲降低甚至完全丧失。男性患者可能出现阳痿,女性患者的快感缺失。有些患者能够勉强维持性行为,但无法从中体验到乐趣。④躯体症状:抑郁症患者有时以各种躯体不适为主诉,常到综合医院反复就诊及检查,都不能发现明确的器质性病变。症状可涉及全身各个系统,从含糊不清的身体感觉到具体的脏器不适,包括头痛,头胀,全身疼痛、发冷,周身无力,胃肠道功能紊乱,心慌气短乃至胸前区疼痛,尿频,尿急等。其中以肠胃道症状最为多见。⑤昼重夜轻的节律变化:抑郁状态患者的总体情绪基调是低落的,但在一天之中这种抑郁情绪也会有所变化，即昼重夜轻。患者的症状在清晨醒来时最为严重，患者为新的一天而担忧，不知道自己如何继续生活，而在下午和晚间症状有所减轻。这是内源性抑郁的典型表现。心因性抑郁的症状往往在下午或晚间加重。⑥精神运动性迟滞和激越：约半数抑郁状态的患者存在精神运动性迟滞，是抑郁症的典型症状之一，多见于内源性抑郁。患者整个精神活动呈现显著的、普遍性的抑制，做任何事情都缺乏动力，具体表现为思维发动迟缓和闭塞、联想困难，患者感到自己变笨了，反应迟钝，记忆力减退，注意力下降；言语、行动迟钝、缓慢，语调低沉，答话简单，面部表情贫乏或缺乏，人际交流差或缺乏交流，工作效率下降。严重者不语、不动、不食，可达木僵程度。

精神运动性激越的患者则与之相反，大脑持续处于紧张状态，思维内容杂乱，缺乏条理。患者无法集中注意力思考问题，思维的效率下降；在言语、行为上则表现为烦躁不安、易激惹，无目的的失控行为过多。

(3)其他伴随症状：明显的认知症状包括负性认知偏差(自我评价过低，自责自罪，出现无价值感、无用感和无助感)，注意力集中困难和记忆力减退。焦虑症状也非常常见，严重病例还可能出现幻觉、妄想等精神病性症状，此时自知力可能不完整。

认知症状。①负性认知偏差：Beck 提出了抑郁症患者存在和心境一致的负性认知偏差。患者自我评价过低，过分贬低自己的能力，以批判、消极和否定的态度看待自己的现在、过去和将来，出现自责、内疚、无价值感、无助感，严重时可出现自罪观念甚至罪恶妄想。有人将其总结为“三自”(自责、自罪、自杀)和“三无”(无望、无用、无助)症状。②认知功能损害：抑郁症伴发的认知损害以注意力和记忆力下降为主。患者感到自己思维迟钝，脑力劳动效率降低，理解力变差，犹豫不决或踌躇，记忆力降低，注意力涣散，难以胜任正常的工作。这类症状能够随着治疗后抑郁情绪的好转而清除。

自杀观念和行为：自杀是抑郁症患者最严重而危险的症状，也是抑郁症患者的主要死亡原因。约半数的抑郁症患者会出现自杀观念。患者经常会想到与死亡有关的内容，觉得生活没有意思，人生不值得留恋，出现生不如死的感觉，进而主动寻找自杀的方法，采取行动。自杀观念可能在疾病的早期就出现，有10%～15%的抑郁症患者最终死于自杀。偶尔患者会出现“扩大性自杀”，如女性患者杀死自己的孩子后再自杀，不希望孩子留在世上继续痛苦。

焦虑症状：焦虑与抑郁常常伴发，而且是抑郁症的主要症状，在老年期抑郁症患者中尤其多见。常见的焦虑症状包括坐立不安、心神不宁、莫名惊恐和过度担心等。主观的焦虑症状常伴有一些躯体症状,如胸闷、心慌、气促、尿频、多汗。临床上将具有明显焦虑色彩的抑郁症称为激越性抑郁症。

精神病性症状:严重病例可能出现幻觉、妄想等,但一般不成为主要临床表现。内容多以抑郁情绪为背景,如罪恶妄想、虚无妄想、被害妄想;幻听内容则以自我谴责和嘲弄多见。这些幻觉和妄想一般不具有原发、荒谬等精神分裂症的特征。

很多抑郁症患者伴有强迫症状,以强迫性思维多见,患者多反复思考和担心发生不好的事情。

自知力:相当一部分的抑郁症患者自知力完整,主动求治。存在精神运动性迟滞症状、木僵,伴有精神病性症状,具有明显自杀倾向患者的自知力受损,缺乏对自己当前状态的认识,甚至完全丧失自知力。双相障碍抑郁症患者的自知力不如单相抑郁症患者保持得完整。

2.躁狂发作

躁狂发作一般起病较急。以持续的情绪高涨或者易激惹为核心症状,伴有思维奔逸、自我评价过高、活动增多、食欲和性欲增强、睡眠需求减少等。典型躁狂发作的临床相即协调性精神运动性兴奋,也称躁狂性兴奋。

(1)主要症状:情绪高涨和易激惹是躁狂发作的核心症状,是诊断所必需的。此外,情绪高涨和易激惹、思维奔逸、意志行为活动增多共同构成了躁狂发作的“三高”症状。

情绪高涨和易激惹:患者表现轻松、愉快,整日兴高采烈,洋洋自得,觉得周围的一切都非常美好,生活绚丽多彩,自己也无比幸福和快乐,常自称为“乐天派”。患者显得豁达、开朗、幽默、诙谐,其情绪高涨往往生动、鲜明、与内心体验及周围环境相协调,具有一定的感染力,往往能引起周围人的共鸣。

部分患者的愉快心境不明显,患者变得情绪不稳定,易激惹,对轻微的刺激回应强烈的情绪反应,如大发脾气、狂笑或大哭;可因小事或要求未得到满足而暴跳如雷,出现冲动伤人毁物的行为。通常这种情绪持续时间短,转瞬即逝,患者也并不在意或计较。

思维奔逸:患者的联想过程明显加快,头脑中的概念接踵而至,思维内容丰富;常引经据典、高谈阔论、滔滔不绝;内容夸大,虽并不荒谬,但显得肤浅和表面化,凌乱而不切实际,给人以信口开河之感。患者常主诉“变聪明了”“嘴巴跟不上脑袋想的速度”。客观观察可以发现患者说话的速度比正常时快很多,用词也变得非常灵活多样,善用形容词,显得颇具文采。当患者思维速度过快,口头表达跟不上时,就如同思维松弛一样漫无主题,需仔细分析才能发现词句间的联系。

意志行为活动增多:言语动作增多是情绪高涨和思维奔逸的外部表现。患者常口若悬河,即使口干舌燥也不停止。患者表现精神运动性兴奋状态,其目的性活动明显增多,整日忙碌不休,打电话、定约会、到处奔波,去完成其伟大计划或使命。患者喜热闹,爱与人交往,与不相识的人也一见如故。患者兴趣广泛但无定性,做事有始无终。患者爱打扮,行为轻浮,爱接触异性,有时举止粗鲁,不计后果;凡事缺乏深思熟虑,行为冲动,具有冒险性。患者精力充沛,好管闲事和打抱不平,爱提意见;凡事以自我为中心,经常与人争执,谩骂,甚至伤人。患者的言语和行为动作常一起增多,表现载歌载舞、手舞足蹈。患者爱出风头,喜欢在大庭广众之下表演,如自告奋勇为众人献艺或发表演讲,成为令人瞩目的中心人物。

(2)其他症状。

自我评价过高:在情绪高涨的背景上,患者常自我感觉良好。患者感到身强力壮,精力充沛,自己才思敏捷,能够一目十行,往往过高地评价自己的才智、地位,自命不凡,盛气凌人,可出现夸大观念。患者认为自己肩负着极为重大的使命,具有特殊的才能;认为自己受到重用,将要担任某组织的领导等。夸大观念可发展为夸大妄想,荒谬程度多不高,有时在夸大的基础上出现关系妄想、被害妄想,多为时短暂。

判断力降低:患者表现得胆大、轻率,乱投资,喜接近异性。患者无节制地取乐而不计后果,行为冲动,例如,性生活方面不检点,无自控地狂买乱购大量无用处的东西。患者处事鲁莽,欠深思熟虑,冲动性地到处投资、签约,到头来血本无归。患者追求刺激,行为具有冒险性,吸烟、酗酒或者滥用药物,甚至触犯法律。

注意力分散:患者的主动和被动注意力均有增强,但不能持久。患者容易受周围环境变化的影响而突然改变话题,因此叙述一个问题时常有始无终。患者可出现观念飘忽、音联、意联。患者难以集中注意力完成正在从事的任务,办事虎头蛇尾,不断发现新的目标,投入新的活动或计划。

食欲及性欲增强:躁狂症患者食欲明显增加,有的患者饮食无节,暴食或贪食。因患者活动增多,体力消耗过大,有时体重下降。在无法正常饮水、进食和睡眠的情况下,患者可能明显消瘦甚至衰竭。躁狂症患者常酷爱打扮,浓妆艳抹,喜爱色彩鲜明的服饰,性欲增强,包括两性社交和性生活的增加。

睡眠需求减少:躁狂症患者表现明显的睡眠减少,每天仅睡几个小时,仍然精力充沛，丝毫不感到疲倦，可以夜以继日地工作。患者常主诉“太忙了，没有时间睡觉”。

精神病性症状：躁狂症患者自我评价过高，其夸大观念有时可达到夸大妄想的程度，如认为自己是最伟大的，是世界上最富有的，等等，内容不如精神分裂症的荒谬。患者在此基础上可能继发关系妄想和被害妄想等，但一般持续时间不长，多随情感症状的消失而缓解。

自知力：处于躁狂发作中的患者不觉得自己的行为活动有何不妥，早期可能会承认自己的心情和精力有所改变，但很满意这种状态，多数不会主动就医，往往是疾病发展到了严重的程度，才被家人或朋友送往医院。其自知力不佳，甚至缺乏。

二、护理评估

对情感性精神障碍患者进行评估时，除了从现病史、既往史、个人发育史、家族史等方面进行评估外，还应从生理功能、心理功能和社会功能等多方面去了解和评估患者的病前个性特点、病前生活事件、应对挫折和压力的行为方式和效果；了解患者所面临的困境和出现的问题，对治疗的态度；还应对患者的家庭、生活环境、可利用的社会支持系统等情况进行全面分析，特别是对患者的危险行为（如自杀、伤人）要重点评估。对患者的精神状况进行评估时，除了要进行详细的精神检查外，还可以使用心理测量工具来评估躁狂、抑郁、焦虑等情绪的严重程度，可使用汉密尔顿抑郁量表、汉密尔顿焦虑量表等。

（一）躁狂发作的护理评估

1.健康史

（1）个人史：患者的母亲在孕期是否正常，患者是否足月顺产，患者的成长及发育情况、学习及智力状况等如何。

（2）既往史：患者以往健康状况如何，患者有无慢性病史，患病的经过、诊断及治疗效果如何。

（3）疾病史：患者以往精神障碍病史，患病的经过、诊断及治疗效果如何。

（4）家族史：患者家族中有无患精神疾病的亲属，与患者的密切程度、具体发病情况如何。

（5）生活习惯：患者的饮食量、进餐次数、进餐时间如何，有无特殊的饮食嗜好；患者生活自理能力如何，患者能否自行洗漱、进餐、整理个人卫生、按时起居等。

2.生理功能方面

了解患者的意识状态、生命体征;患者的睡眠情况,有无入睡困难、早醒、多梦、睡眠减少等情况;患者的二便情况,有无便秘、尿潴留等情况;患者的营养状况,有无营养失调、食欲旺盛等情况;患者有无躯体外伤;患者的个人卫生情况;患者是否有穿奇装异服的情况。

3.心理功能方面

(1)病前个性特点:患者病前个性特点如何,兴趣爱好有哪些,学习、工作、生活能力如何。

(2)病前生活事件:患者在近期(6 个月内)有无重大生活事件发生,如至亲死亡、工作变化、离婚。

(3)应付悲伤/压力:患者是如何应对挫折和压力的,具体的应付方式是什么,效果如何。

(4)对住院的态度:患者对住院、治疗的合作程度,是否配合治疗和检查,对护理人员的态度怎样。

4.社会功能方面

(1)社会参与能力:患者病前的社会参与情况如何,如积极、独处、退缩。

(2)人际关系:患者的人际关系如何,有无特别亲密或异常的关系,包括家属、男/女朋友、同事、同学等。

(3)支持系统:患者的社会支持系统怎样,患病后同事、同学、家属与患者的关系有无改变,家属对患者的关心程度、照顾的方式,婚姻状况有无改变。

5.精神状况

对患者的情感、认知及行为反应等方面进行全面评估。

(1)情感情绪:患者有无情绪高涨、易激惹、兴奋、情绪不稳等表现。

(2)认知:患者有无幻觉、错觉、注意力随境转移,患者思维障碍的表现形式怎样。

(3)行为与活动:患者有无冲动;患者的行为与周围环境是否适切;患者的语言有无增多、夸大,患者是否好提意见;患者的活动有无增多,患者是否精力充沛、爱管闲事、行为鲁莽、有冒险性等情况;患者是否兴趣广泛而无定性。

(4)自知力:患者是否承认自己有病,是否有治疗的要求。

6.药物不良反应

患者有无手震颤、恶心呕吐、运动失调等表现,有无药物过敏史。

(二)抑郁发作的护理评估

1.健康史

与躁狂发作的护理评估相同。

2.生理功能方面

了解患者的意识状态、生命体征;患者的睡眠情况,有无入睡困难、早醒、多梦、醒后难于入睡等情况;患者的二便情况,有无便秘、尿潴留等情况;患者的营养状况,有无营养失调、食欲减退等情况;患者有无躯体外伤;患者的个人卫生情况,患者的衣着是否整洁,生活是否自理。

3.心理功能方面

与躁狂发作的护理评估相同。

4.社会功能方面

与躁狂发作的护理评估相同。

5.精神状况

对患者的情感、认知及行为反应等方面进行全面评估。

(1)情感的情绪:患者有无情绪不稳、情绪低落、焦虑、抑郁、无助感、无用感、罪恶感、沮丧,尤其是有无自杀意念。

(2)认知:患者有无认知范围变小,过分注意自己,忽视外界环境的情况;患者有无幻觉、错觉;患者思维障碍的表现形式怎样,如缓慢、自责、自罪。

(3)行为与活动:患者有无自伤、自杀、哭泣等行为反应;患者的行为与周围环境是否适切;患者有无语言活动减少、不食、不动、抑郁性木僵的表现。

(4)自知力:患者是否承认自己有病,是否有治疗的要求。

6.药物不良反应

患者有无直立性低血压、头晕、排尿困难及药物过敏史。

三、护理诊断/问题

(一)常用护理诊断/问题

1.躁狂发作的护理诊断

(1)有暴力行为的危险:与情感控制力下降、激惹状态、挑衅滋事、意识障碍所致谵妄和错乱等有关。

(2)有外走的危险:与情绪控制力下降、缺乏自知力有关。

(3)营养失调:营养摄入低于机体需要量与极度兴奋、活动过多、消耗增加、摄入不足等有关。

(4)睡眠形态紊乱:入睡困难、睡眠需求减少与精神运动性兴奋有关。

(5)思维过程障碍:与躁狂所致的思维联想过程和思维内容障碍有关。

(6)个人应对不良:与好管闲事、情绪不稳定、易激惹有关。

(7)自知力不全或缺乏:与疾病所致精神症状有关。

2.抑郁发作的护理诊断

(1)有自伤(自杀)的危险:与抑郁、悲观情绪、自责和自罪观念、自我评价低、无价值感等有关。

(2)焦虑:与情绪抑郁、无价值感、罪恶感、内疚、自责、疑病等因素有关。

(3)营养失调:营养摄入低于机体需要量与抑郁所致食欲下降,自罪、木僵状态等所致摄入量不足有关。

(4)睡眠形态紊乱:早醒、入睡困难与情绪低落等因素有关。

(5)思维过程障碍:与认知障碍、思维联想受抑制有关。

(6)个人应对无效:与情绪抑郁、无助感、精力不足、疑病等因素有关。

(7)自知力不全或缺乏:与精神疾病症状有关。

(8)自我防护能力改变:与精神运动抑制、行为反应迟缓有关。

(二)其他护理诊断/问题

1.躁狂发作的护理诊断

(1)生活自理能力下降:与极度兴奋有关。

(2)便秘:与生活起居无规律、饮水量不足等有关。

(3)感知改变:与躁狂的感知改变有关。

(4)不合作:与自知力缺乏有关。

(5)社交障碍:与极度兴奋、易激惹有关。

(6)医护合作性问题。①药物不良反应:包括恶心、呕吐、疲乏、思睡、共济失调、震颤等。②电痉挛治疗的并发症:包括骨折、脱臼、误吸、呼吸暂停等。

2.抑郁发作的护理诊断

(1)生活自理能力下降(缺失):与精神运动迟滞、兴趣降低、无力照顾自己有关。

(2)便秘与尿潴留:与日常活动减少、胃肠蠕动减慢、药物不良反应有关。

(3)情境性自我贬低:与抑郁情绪、自我评价过低、无价值感等有关。

(4)不合作:与自知力缺乏有关。

(5)社交孤立:与抑郁和悲观情绪、社会行为不被接受、社会价值不被接受等有关。

(6)绝望:与严重的抑郁情绪、认知功能障碍等有关。

(7)医护合作性问题。①药物不良反应:包括口干、恶心、视物模糊、步态不稳、运动失调、震颤、体重增加等。②电痉挛治疗的并发症:包括骨折、脱臼、误吸、呼吸暂停等。

四、护理目标

(一)躁狂发作的护理目标

(1)患者的生活起居有规律,饮水充足,便秘缓解或消失,睡眠恢复正常。

(2)患者过多的活动量减少,机体消耗与营养供给达到基本平衡。

(3)患者的情绪高涨、思维奔逸等症状得到基本控制。

(4)在护理人员的帮助下,患者能控制自己的情绪,学会用恰当的方式表达愤怒,不发生伤害他人或自杀的行为。

(5)建立良好的护患关系并协助患者建立良好的人际关系。

(6)患者了解躁狂发作的相关知识,能恰当地表达自己的需求。

(7)在护理人员的协助下,患者的生活自理能力显著改善。

(二)抑郁发作的护理目标

(1)患者摄入营养均衡的食物,体重未下降。

(2)患者在不服用药物时,每晚有 6～8 小时的睡眠时间,对睡眠有自我满足。

(3)尽早发现便秘与尿潴留的征兆,患者对腹胀、粪便干结、排尿困难等不适能及时诉说。

(4)患者的抑郁情绪得到缓解,患者对治疗有信心。

(5)患者在住院期间不伤害自己。

(6)患者能用语言表达对于自我、过去和未来的正向观点,出院前自我评价增强。

(7)患者能自理个人日常生活,能保持床单位的清洁。

(8)患者愿意并适当与他人交往。

(9)患者能叙述与疾病相关的知识,用适当的方式宣泄内心的抑郁与愤怒,恰当地表达个人需要,有适当的应对方式。

五、护理措施

情感性精神障碍患者都是独特的个体,尽管他们的医学诊断相同、护理诊断也可能相同,但是每一个患者的护理措施不尽相同。为了更有效地帮助患者,护理措施必须遵循个体化的原则。以下介绍的内容虽有普遍意义,但选用时应考虑患者的个体特点。

(一)躁狂发作的护理措施

1.生活护理

躁狂患者因过度忙碌于自认为伟大的事情,而忽视了最基本的生理需要,因此补充水分和营养、加强个人卫生、保证充分休息是非常必要的。

(1)病房环境:护理人员应提供安静的病房环境,室内物品力求简单,注意室内物品颜色淡雅,可帮助患者安定情绪;让冲动或易激惹的患者分开活动与居住。

(2)维持足够的营养和水分:因为躁狂患者活动多、话多,体力消耗大,容易造成水分和营养的不足。所以护理人员应提供患者喜欢吃且高热量、高营养、易消化的食物,定时、定量地提供水分和水果,保证患者水、电解质的平衡。躁狂患者进餐时最好在单独房间,以防止周围环境、人群对患者的影响。患者如果处于极度兴奋状态,护理人员可在数人协助或保护下对患者耐心喂食。护理人员应选择合适的时机向患者讲解饮食无规律、无节制的危害,引导患者自行控制过度活动和正常进食、饮水。

(3)睡眠护理:护理人员应提供良好睡眠环境;减少患者日间卧床时间;在患者睡前为其提供热牛奶,让其用热水泡脚;教会患者 2～3 种应对失眠和早醒的方法,如深呼吸、听轻音乐;遵医嘱给予药物,在药物的帮助下,保证患者足够的睡眠。

(4)个人仪表与服饰:护理人员应指导患者料理个人卫生和保持服饰整洁,婉转地指正患者异常的打扮和修饰,耐心教育患者,使其服饰符合个人的身份和年龄。

2.患者的特殊护理

躁狂发作者往往有用不完的精力,加上活动增多,急躁不安,易出现破坏行为,不仅使自身体力衰竭,还可伤害到别人或周围的物品,因此做好安全的护理,引导患者朝建设性方向消耗过剩的精力是护理人员很重要的工作。

(1)护理人员应教育患者自觉遵守和执行安全管理和检查制度。门窗、门锁有损坏,需要及时修理。凡是有患者活动的场所都应有护理人员看护。护理人员要对患者及其家属进行安全知识的宣传和教育。

(2)护理人员态度和蔼,不用刺激性的语言,对患者的过激言论不辩论,但不轻易迁就，对其打抱不平的行为必须婉言谢绝。在沟通、治疗和护理中，护理人员与患者发生躯体接触时应谨慎，必要时要有他人陪同。

(3)护理人员应教给患者控制和发泄情绪的技巧，如焦虑时从 1 数到 10，冲动时可做操、跑步、撕纸片等。

(4)护理人员可根据患者的病情及医院场地设施等，安排既需要体能又不需要竞争的活动项目，如健身运动、跑步；引导患者参与他喜爱的活动，如打球、唱歌、跳舞、小手工制作、参与病房卫生的打扫；也可鼓励患者把自己的生活经历写或画出来，这类静态活动既减少了活动量，又可表达感受。护理人员对患者完成的每一项活动应及时予以鼓励和肯定，以增强患者的自尊心和自信心，使过剩的精力得以释放，避免破坏性事件的发生。

(5)护理人员要预防患者的兴奋冲动行为。部分躁狂症患者以愤怒、易激惹、有敌意为特征，动辄暴跳如雷、怒不可遏，甚至可出现破坏和攻击行为。护理人员需及时了解每个患者既往发生兴奋冲动行为的原因，评估这些原因是否仍然存在；或是否有新的诱发因素出现，设法消除或减少这些因素。此外，护理人员还需善于早期发现冲动行为的先兆，如情绪激动、挑剔、质问、无理要求增多、有意违背正常秩序、出现辱骂性语言、动作多而快，以便及时采取预防措施，设法稳定患者的情绪，避免冲动行为的发生。对处在疾病急性阶段的患者，护理人员应尽可能地满足其大部分要求；对于不合理、无法满足的要求也应尽量避免采用简单、直接的方式拒绝，以避免激惹患者。护理人员应鼓励患者以可控制和可接受的方式表达与宣泄激动和愤怒的情绪。当确定患者有明显的冲动行为先兆时，护理人员应立刻按照冲动行为的防范措施处理。一旦患者出现兴奋冲动行为，护理人员应将患者安置在安静的隔离房间，加强巡视，做好交接，禁止单人活动，必要时将患者约束于床，认真执行保护性约束护理常规；对周围人群做好有针对性的防范措施，对于易受冲动行为损害的人(如抑郁、木僵、痴呆患者)加以保护；妥善处理受冲动损害的患者。

(6)解除隔离或约束后，护理人员应解释进行隔离或约束的必要性，鼓励患者评价约束前后的感觉，并做出行为约定，让其承诺用其他方式表达内心的冲动。

3.心理护理

护理人员应帮助患者正确认识自我，正确评价自己的能力，协助患者了解挑衅滋事、操纵行为、破坏行为给社会交往带来的不良影响。护理人员应为患者创造条件和机会，让其学习社交技巧，使患者建立新型的人际关系，学会关心其他患者，助人为乐。

4.药物疗效的观察及护理

护理人员应遵医嘱给予药物治疗，保证药物治疗的顺利实施。在用药的过程中，护理人员应密切观察患者的合作性、对药物的耐受性，注意观察药物的疗效与不良反应。护理人员应教育患者坚持服用药物，说明服药的重要性和必要性，强化其服药意识。护理人员应对药物不良反应密切观察，特别是对服用锂盐的患者，应注意血锂浓度的监测；早期发现不良反应，教会患者及家属识别不良反应的早期征象；鼓励患者多喝一些淡盐水，增加钠的摄入，这样有利于肾脏对锂的排泄。

(二)抑郁发作的护理措施

1.生活护理

护理人员应满足患者的生理需求。

(1)热情接待新患者：护理人员应主动向新患者介绍病房的护理人员和生活环境，消除其陌生感；以亲切、友善的态度关心患者，耐心帮助患者，使患者产生安全感和信任感。

(2)病房环境：病房光线明亮，空气流通，整洁舒适，色彩明快，可改善患者的情绪，增强生活信心。

(3)日常生活护理：护理人员应协助患者制定每天的生活作息表，鼓励患者在自己的能力范围内独立完成每天的洗漱及服饰整理等。抑郁患者经常诉说疲劳、无力，对最基本的穿衣、叠被也感到吃力，整日卧床，生活懒散。护理人员应改变患者的消极态度，与患者共同制订计划并协助其完成，绝对不能包办代替。护理人员在患者取得进步时应及时给予肯定，如“你做得很好”“你的进步真大”，通过语言和表情给患者支持，帮助患者逐步树立起生活的信心。护理人员应对木僵患者必须做好基本的生活护理，包括皮肤护理、口腔护理、大小便护理等，防止出现并发症。

(4)保证营养的供给：抑郁常导致食欲缺乏，自责、自罪常导致拒食，因此患者常常营养不良及消瘦。护理人员必须了解患者不愿进食或拒绝进食的原因，可根据不同情况，制定出相应的对策，以保证患者的营养摄入。护理人员应选择患者平时较喜欢的食物，可陪伴患者用餐或让其少食多餐。若患者自罪，认为进食是浪费，护理人员可让患者从事一些为别人服务的活动，而后进餐，或将饭菜搅拌在一起，让其认为是剩饭以促进患者接受食物。若患者坚持不肯进食，则必须采取另外的措施，如喂食、鼻饲、静脉输液。

(5)解除便秘:食物应富含纤维素,护理人员应鼓励患者饮水,多活动,若患者仍便秘,可给予缓泻剂或灌肠。

(6)改善睡眠:抑郁患者最值得关注的睡眠障碍为早醒,比平时至少提前1小时醒来,提前2小时以上醒来称为严重早醒。早醒会加剧患者的情绪低落,早醒时患者的情绪为一天中最悲观、抑郁,此时自杀的发生率最高。因此保证患者的睡眠是非常重要的。护理人员应鼓励并陪伴患者白天参加多次、短暂的文娱活动;让患者晚上入睡前喝热牛奶、用热水泡脚、用热水洗澡、不会客、不谈病情等,创造安静的睡眠环境;对入睡困难和半夜醒来不能再入睡者,可报告医师,遵医嘱使用镇静催眠药物,帮助患者入睡,以减轻患者的紧张和焦虑;还可以教患者一些自我放松的方法,如深呼吸、肌肉的放松活动;清晨应加强护理巡视,对早醒者应予以安抚,使其延长睡眠时间,或者督促患者起床,并做一些活动,避免患者陷入极度悲观失望之中。

2.患者的特殊护理

自杀观念和行为是抑郁症患者最严重的情况,可出现在疾病的发展期,也可出现在早期和好转期。

(1)早期识别自杀的先兆:护理人员应通过患者的情感变化、行为、语言和书写的内容等,早期辨认自杀的意图及可能采取的方式,及时采取有效的措施,防止意外发生。

(2)病房设施安全:护理人员应加强安全检查,谨慎地安排患者生活的环境,使其不具有自伤的工具;严加管理危险品,要定位、加锁、做好交接班;患者入院后、会客后、出院返回后,均需做好安全检查,严防危险品进入病房;每天整理床铺时注意检查。

(3)重点防护:护理人员应把有自杀、自伤危险的患者安置于重点房间,加强巡视,禁止其单独活动,禁止其在危险场所停留,其外出一定有人陪同。

(4)一旦出现自杀、自伤等危险,护理人员应立即隔离患者,与医师合作进行抢救。

(5)对自杀后患者护理人员应做好心理护理,了解其心理变化,便于制定针对性防范措施。

(6)对有罪恶妄想等思维障碍的患者,护理人员应在适当时机,对其病态提出合理解释,并注意其反应。

3.心理护理

(1)护理人员相对固定:尽可能固定一位护理人员照顾患者,以建立信任感,从一对一的人际关系开始。避免竞争性活动。护理人员应为患者创造机会，改善患者被动、消极的交往方式，让患者掌握交往技巧，建立正常的人际关系，主动在病房与病友和工作人员相处。

(2)建立良好的护患关系：护理人员在照顾抑郁患者时，首先要具备温和、接受的态度，要有耐心和信心。抑郁患者往往情绪低落，对任何事物都失去兴趣，甚至有自责、自罪感，意志活动减退等症状，因此护理人员在与患者相处时会备感困难，甚至可能会为自己的无效交流而感到无能为力、沮丧、害怕、生气。护理人员要以平常心态接受患者，必须有耐心并相信患者有可能改变这些行为。

由于抑郁患者消极、被动，不愿意说话，沉默，呆坐，护理人员很难与其交流。护理人员应注意应用沟通技巧：①热情接待新患者，主动介绍病房的护理人员和生活环境，消除其陌生感。②以亲切、友善的态度关心患者，耐心帮助患者，使患者产生安全感和信任感。③加强心理疏导，每天同患者谈话不少于 2 次，每次不少于 10 分钟，即使患者不说话，也要陪他一会儿。④说话尽量用具体、形象的词语，但应避免使用生硬的语言，更要避免使用训斥性的语言，以免加重患者的自卑感。⑤鼓励患者抒发感受，专心倾听患者的述说。患者往往因思维迟钝而言语减少、语速缓慢，应允许患者有足够的反应和思考的时间，并耐心倾听，使患者感到护理人员在关心和理解他(她)。不要表现出不耐烦、不关心，甚至嫌弃的表情和行为。鼓励患者的情绪表达，分担患者的痛苦；也不要过分认同患者的悲观感受，避免强化患者的抑郁情绪。⑥交谈中应选择患者感兴趣的或较为关心的话题，鼓励和引导他们回忆以往愉快的经历和体验，用讨论的方式抒发和激励他们对美好生活的向往。对患者的生活自理或某些功能的恢复，给予肯定和支持，促进患者认识到“知足者常乐”的道理。⑦对缄默不语的患者，护理人员常只能静静地陪伴，以非语言的方式(如眼神、手势、轻轻地抚摸)或简单、缓慢的语言表达对患者的关怀和支持，通过这些活动慢慢引导患者注意外界，逐渐表达其感受。非语言沟通技巧可起到意想不到的安抚作用。

(3)增加正性的思考：抑郁症患者常不自觉地对自己或事物保持否定的看法(负性思考)，认为“自己不如别人”“生活没有希望”等，护理人员必须协助患者确认这些属于负性思考，然后设法打断这种负性循环，使患者从负性情绪中摆脱出来。护理人员可同患者共同回顾他的优点、长处和成就，取代其负性思考，增加患者对自身或外界的正向认识，培养正性的认知方式；根据患者的兴趣爱好，鼓励其参与有益的活动，使其从负性情绪中解脱出来，使其认识到自己存在的价值；教会患者放松的方法；引导患者多关注周围及外界的事物。对患者的进步及时表扬。

(4)建立新的应对技巧:护理人员要训练患者学习新的心理应对方式。在护理过程中,护理人员应积极地为患者营造人际交往机会,帮助患者改善以往消极、被动的交往方式,逐步建立积极、健康的人际交往方式,增强社交技巧,逐步建立交往能力。另外,护理人员还应改善患者处处需要别人关照和协助的心理,并通过学习和行为矫正训练的方式,改变患者的病态应对方式,让患者建立新的应对技巧,为患者今后重新融入社会、独立处理各种事务创造良好基础。

(5)运用正性的感染力:抑郁患者具有一定的"感染力",要防止抑郁患者之间的交往,护理人员应以饱满的精神去感染患者。

4.保证有效的药物治疗及观察药物不良反应

护理人员应确保患者每次将药物全部服下,对发现有藏药、吐药意图的患者,应用合适的方法检查其口腔和药杯,注意观察服药患者的行为。治疗药物的不良反应是患者不能坚持服药的原因,护理人员应将常见的不良反应告诉患者,让其有心理准备,应采取适当措施最大限度地降低药物的不良反应对患者造成的影响。

六、护理评价

对情感性精神障碍患者的护理评价应从以下方面进行。

(1)患者的基本生理需要(如营养、水分、排泄和卫生)是否得到满足,患者是否能自行料理日常生活。

(2)患者的睡眠是否改善,是否能在 30 分钟内入睡。

(3)患者异常的情绪反应是否得到改善。

(4)患者是否发生了冲动、伤人、自伤、自杀等意外行为,是否造成自身、他人或周围物品的损害。

(5)患者是否学会控制和疏泄自己高涨或抑郁的情绪。

(6)患者的自知力恢复情况如何,是否能认识和分析自己的病态行为,对自己的行为负责。

(7)患者是否了解疾病的相关知识,能否正确面对今后的生活、学习和工作。

(8)患者能否正确评价自我,对新的应对方式的接受能力如何,人际交往方式、沟通交流能力是否得到改善。

(9)患者家属是否对疾病的相关知识及如何应对疾病有所了解,是否掌握一定的照顾患者的方法。

七、健康指导

指导应针对患者、配偶、其他亲密的家庭成员和其他照顾患者的人员,注意改善患者与家属的关系及减少家庭环境对疾病的影响,促进康复。

(一)疾病知识教育

护理人员应简单介绍疾病的可能病因、临床表现及目前的主要诊疗方法,帮助患者及家属正确对待疾病,增强信心,配合治疗和护理。

(二)自我病情监测

自我病情监测主要是各种情感症状、情绪变化和药物不良反应的监测。护理人员应对患者及家属进行相关知识的宣传教育,使他们了解疾病的表现、治疗药物、不良反应的观察及处理,教患者及家属如何识别疾病复发的早期征象。早期征象一旦出现,提示有病情复发的可能,患者应及时就医。

(三)心理调适指导

护理人员应适时运用良好的治疗性护患关系与沟通技巧,帮助患者确认其异常的思维、情感和行为表现。随着病情的好转,护理人员应选择适当的时机让患者了解自己的病态,从主观上调整情感和行为,克服性格弱点,正确评价自我,保持乐观的心态、良好的情绪,正确面对未来。

(四)用药与随访指导

护理人员应对患者强调坚持服药的重要性,一定在医师的指导下用药,不擅自增量或减药。对恢复期的患者,护理人员应明确告知维持用药对巩固疗效、减少复发的意义,并了解患者不能坚持服药的原因,与患者一起寻找解决的办法,讲解药物不良反应的表现及处理措施;叮嘱维持治疗期间的患者定期去门诊复查。

(五)家属方面

护理人员应指导患者的家属学习疾病的有关知识和预防疾病复发的常识;教会家属为患者创造良好的家庭环境及锻炼患者的生活和工作能力;指导家属学会识别、判断疾病症状的方法;使家属督促和协助患者按时服药,了解定期复查的重要性;指导家属由专人负责帮助患者管理好药物。

(六)预防疾病的复发

护理人员应对患者及其家属进行关于疾病症状、病程和治疗的教育;指导患者养成良好的生活习惯(如睡眠规律化);找出并避免复发的触发因素(如睡眠剥夺、物质滥用);明确复发早期的主观征象(如感到被驱使、睡眠差)及意外的行动计划;加强用药重要性的教育(依从性教育);指导患者对不良反应应保持警惕以及采取积极的措施。

第三章

心内科护理

第一节 心 肌 炎

一、疾病概述

(一)概念和特点

心肌炎是心肌的炎症性疾病。最常见病因为病毒感染,细菌、真菌、螺旋体、立克次体、原虫、蠕虫等感染也可引起心肌炎,但相对少见。感染性心肌炎的病因包括药物、毒物、结缔组织病、血管炎、巨细胞心肌炎、结节病等。起病急缓不定,少数呈暴发性导致急性泵衰竭或猝死。病程多有自限性,但也可进展为扩张型心肌病。本节重点叙述病毒性心肌炎。

病毒性心肌炎指嗜心肌性病毒感染引起的,以心肌非特异性间质性炎症为主要病变的心肌炎。病毒性心肌炎包括无症状的心肌局灶性炎症和心肌弥漫性炎症所致的重症心肌炎。

(二)相关病理生理

病毒性心肌炎的病理改变轻重不等。轻者常以局灶性病变为主,而重者则多呈弥漫性病变。局灶性病变的心肌外观正常,而弥漫性者则心肌苍白、松软,心脏呈不同程度的扩大、增重。镜检可见病变部位的心肌纤维变性或断裂,心肌细胞溶解、水肿、坏死。间质有不同程度水肿以及淋巴细胞、单核细胞和少数多核细胞浸润。病变以左心室及室间隔显著,可波及心包、心内膜及传导系统。慢性病例心脏扩大,心肌间质炎症浸润及心肌纤维化并有瘢痕组织形成,心内膜呈弥漫性或局限性增厚,血管内皮肿胀。

(三)主要病因与诱因

近年来病毒学及免疫病理学迅速发展，通过大量动物实验及临床观察，证明多种病毒皆可引起心肌炎。其中柯萨奇病毒 B_6 最常见，其他如孤儿病毒、脊髓灰质炎病毒也较常见。此外，人类腺病毒、流感病毒、风疹病毒、单纯疱疹病毒、肝炎病毒、EB 病毒、巨细胞病毒和人类免疫缺陷病毒(HIV)等，都能引起心肌炎。

(四)临床表现

1.症状

病毒性心肌炎患者的临床表现取决于病变的广泛程度和部位。轻者可无症状，重者可出现心源性休克，甚至猝死。

(1)病毒感染症状：约半数患者发病前 1～3 周有病毒感染前驱症状，如发热、全身倦怠、肌肉酸痛，或出现恶心、呕吐等消化道症状。

(2)心脏受累症状：患者常出现心悸、胸痛、呼吸困难、胸痛、乏力等表现。严重者出现阿-斯综合征、心源性休克，甚至猝死。绝大多数就诊患者以心律失常为主诉或首见症状。

2.体征

可见各种心律失常，以房性与室性期前收缩及房室传导阻滞多见。心率可加快且与体温升高不相称。听诊可闻及第三心音、第四心音奔马律，部分患者于心尖部闻及收缩期吹风样杂音。心衰患者可有颈静脉怒张、肺部湿啰音、肝大等体征。重者可出现血压降低、四肢湿冷等心源性休克体征。

(五)辅助检查

1.血生化及心脏损伤标志物检查

红细胞沉降率加快，C 反应蛋白呈阳性，急性期或心肌炎活动期心肌肌酸激酶、肌钙蛋白含量升高。

2.病原学检查

血清柯萨奇病毒 IgM 抗体滴度明显升高，外周血肠道病毒核酸呈阳性或肝炎病毒血清学检查结果呈阳性，心内膜心肌活检有助于病原学诊断。

3.胸部 X 线

胸部 X 线可见心影扩大，有心包积液时可呈烧瓶样改变。

4.心电图

心电图常见 ST-T 改变，包括 ST 段轻度移位和 T 波倒置。心电图上可出现各型心律失常，特别是室性心律失常和房室传导阻滞等。

5.超声心电图检查

超声心电图检查可正常，也可显示左心室增大、室壁运动减弱、左心室收缩功能降低，显示附壁血栓等。合并心包炎者可有心包积液。

(六)治疗原则

急性病毒性心肌炎至今无特效治疗方法，一般采用对症及支持疗法，减轻心肌负担，注意休息和营养。多年实践证明诊断为急性病毒性心肌炎后，患者及时、充分地休息，并避免再次病毒感染，可较快顺利恢复，减少后遗症。

1.一般治疗

目前尚无特异性治疗方法，以针对左心功能不全的支持治疗为主，注意休息和营养。卧床休息应延长到症状消失，心电图恢复正常，一般需3个月左右；心脏已扩大或曾经出现心功能不全者应卧床休息半年，直至心脏不再缩小。心功能不全症状消失后，患者在密切观察下逐渐增加活动量，在恢复期仍应适当限制活动，时间为3～6个月。

2.抗病毒及免疫治疗

在心肌炎急性期，抗病毒是治疗的关键，应早期应用抗病毒药物，可抑制病毒复制。该病心肌受累之前，先有病毒血症过程，病毒在细胞内复制。可早期使用黄芪、牛磺酸、干扰素、辅酶 Q_{10} 等，以中西医结合治疗方法治疗病毒性心肌炎，这种方法有抗病毒、调节免疫和改善心脏功能等作用。

二、护理评估

(一)一般评估

了解患者多有无上呼吸道、肠道或其他感染史，测量体温、脉搏、呼吸、血压，观察尿量及水肿情况。

(二)身体评估

1.测量心界

轻者心脏不扩大，或有暂时性扩大，不久即恢复。心脏扩大显著反映心肌炎广泛而严重。

2.测量心率

心率增加与体温不相称，心率异常缓慢，均为心肌炎的可疑征象。

3.听诊

(1)心尖区 S_1 可减弱或分裂。心音可呈胎心样。心包摩擦音的出现提示有心包炎存在。

(2)杂音:心尖区可能有收缩期吹风样杂音或舒张期杂音,前者为发热、贫血、心腔扩大所致,后者为左心室扩大造成的相对性二尖瓣狭窄所致。杂音响度都不超过 3 级。心肌炎好转后即消失。

(3)心律失常:极常见,各种心律失常都可出现,以房性与室性期前收缩常见,其次为房室传导阻滞,此外,心房颤动、病态窦房结综合征均可出现。心律失常是造成猝死的原因之一。

4.心力衰竭

重症弥漫性心肌炎患者可出现急性心力衰竭(属于心肌泵血功能衰竭)。左心衰竭、右心衰竭同时发生,引起心排血量过低,除一般心力衰竭表现外,易合并心源性休克。

(三)心理-社会评估

了解患者的焦虑、紧张程度,能否积极配合治疗,患者及家属是否存在因不了解介入治疗或手术治疗的效果而产生的较大的心理压力。

(四)辅助检查结果的评估

1.一般检查

(1)细胞总数为(1~2)$\times 10^4$,中性粒细胞偏高。抗“O”(ASO)大多数正常。

(2)损伤标志物:肌酸激酶(CK)、肌酸激酶同工酶(CK-MB)、乳酸脱氢酶(LDH)、谷草转氨酶(AST 或 GOT)在病程早期可升高。肌钙蛋白也可升高,而且持续时间较长。

(3)分离:从心包、心肌或心内膜分离到病毒,或用免疫荧光抗体检查找到心肌中有特异的病毒抗原,电镜检查心肌发现病毒颗粒,可以确定诊断;从咽洗液、粪便、血液、心包液中分离出病毒,同时结合恢复期血清中同型病毒中和抗体滴度是第 1 份血清的 5 倍或比第 1 份血清的同型病毒中的抗体滴度下降 25%以上,则有助于病原诊断。

(4)测定与病毒核酸检测:病毒特异性抗体、补体结合抗体的测定以及用分子杂交法或聚合酶链反应(PCR)检测心肌细胞内的病毒核酸有助于病原诊断。部分病毒性心肌炎患者可有抗心肌抗体出现,一般于短期内恢复,如其浓度持续提高,表示心肌炎病变处于活动期。

2.心电图

心电图在急性期有多变与易变的特点,对可疑病例应反复检查,以帮助诊断。心电图的主要变化为ST-T改变、各种心律失常和传导阻滞。上呼吸道感染、腹泻等病毒感染后3周内新出现下列心律失常或心电图改变。

(1)ST-T及QRS波的改变：ST段下降(有心包积液时可见抬高)，T波低平、双向或倒置。可有低电压，Q-T间期延长。大片心肌坏死时有宽大的Q波，类似心肌梗死。

(2)心律失常：除窦性心动过速、窦性心动过缓外，可见各种期前收缩(房性、室性、交界性)，其中以室性期前收缩多见。室上性或室性心动过速、心房扑动或颤动、心室颤动也可见。

(3)传导阻滞：窦房传导阻滞、房室传导阻滞或室内传导阻滞颇为常见，其中以一至二度房室传导阻滞多见。

恢复期以各种类型的期前收缩为多见。少数慢性期患儿可有房室肥厚的改变。

3.胸部X线

心影正常或不同程度地增大，多数为轻度增大。若反复迁延不愈或合并心力衰竭，心脏扩大明显。后者可见心脏搏动减弱，伴肺淤血、肺水肿或胸腔少量积液。患者有心包炎时，有积液征。

4.超声心动图(UCG)

UCG主要表现为以下方面：①心肌收缩功能异常；②心室充盈异常；③室壁节段性运动异常；④心脏扩大，以左心室扩大常见，多数属轻度扩大，对此类心脏扩大UCG较X线检查更为敏感。多数病毒性心肌炎患者的心脏扩大经治疗逐渐恢复正常，因此，系列的UCG随诊观察对病毒性心肌炎病程变化的了解具有很大价值。

5.心血管磁共振(CMR)

2010年美国心脏学会基金会专家共识文件特别领导小组联合美国放射学会、北美心血管影像学会、心血管磁共振学会等多家学术机构共同制定并颁布了CMR专家共识，它可以提高对急性病毒性心肌炎的无创检测能力。

(五)常用药物治疗效果的评估

1.抗病毒及免疫治疗

抗病毒治疗主要用于疾病早期，可抑制病毒复制。该病心肌受累之前，先有病毒血症过程，病毒在细胞内复制。可早期使用黄芪、牛磺酸、干扰素、辅酶Q_{10}等，以中西医结合治疗方法治疗病毒性心肌炎，这种方法有抗病毒、调节免疫和改善心脏功能等作用。

2.心律失常的治疗

如果期前收缩无明显临床不适症状,不一定马上给予抗心律失常治疗,可以随访观察,并做好向患者解释的工作,使其了解该病的预后,解除恐惧心理。

3.免疫抑制疗法

医师对糖皮质激素治疗仍有争论。

4.改善心肌代谢及抗氧化治疗

大量研究证明,氧自由基升高与病毒性心肌炎的发病密切相关,采用抗氧化剂治疗病毒性心肌炎有肯定疗效。目前常用的药物有辅酶 Q_{10}、曲美他嗪、肌苷、ATP、1,6-二磷酸果糖等。大剂量维生素 C 清除氧自由基的疗效最为肯定,而且其酸度不影响心肌细胞代谢,也无明显毒副作用。

三、主要护理诊断/问题

(一)活动无耐力

活动无耐力与心肌受损、心律失常有关。

(二)体温过高

体温过高与心肌炎症有关。

(三)焦虑

焦虑与患者病情加重后担心疾病预后有关。

(四)潜在并发症

该病的潜在并发症有心律失常、心力衰竭。

四、护理措施

(一)休息与活动

患者需要一个安静、舒适的环境,急性期患者需卧床休息 2～3 个月,直到症状消失,血清心肌酶、心电图等恢复正常,方可逐渐增加活动量。若出现心律失常,应延长卧床时间。心脏扩大或出现心力衰竭者应卧床休息半年。恢复期内仍适当限制活动 3～6 个月。

(二)饮食

应给予患者高热量、高蛋白、高维生素的食物,让患者多吃新鲜蔬菜和水果,以促进心肌细胞恢复。患者应注意进食不宜过饱,禁喝咖啡、浓茶,禁食用其他刺激性食物,心力衰竭者限制钠盐摄入,忌烟、酒。护理人员注意保持患者排便通畅，必要时给予缓泻剂，避免患者因便秘而加重心脏负担。

(三)病情观察

密切监测生命体征，包括体温、脉搏、呼吸、血压。注意心率及心律的改变，观察有无频发室性期前收缩、短暂室性心动过速、房室传导阻滞。注意有无胸闷、呼吸困难、颈静脉怒张等表现，有无咯血、肺部啰音及肺水肿等。患者出现呼吸困难，发绀，咳粉红色泡沫状痰，双肺满布干、湿啰音，提示出现急性肺水肿。

(四)用药指导

病毒性心肌炎患者可发生心力衰竭，对于应用洋地黄的患者应特别注意其毒性反应，因为发生心肌炎时心肌细胞对洋地黄的耐受性差。使用糖皮质激素时，注意遵医嘱用量，不可随意增加或减少剂量，更不可随意停药或延长服用时间。

(五)心理护理

护理人员应向患者耐心解释卧床休息的必要性，解释病情和治疗方案，告诉患者不良情绪会加重心脏负荷，给予心理安慰，解除患者的焦虑、恐惧心理，减轻其心理压力，避免环境和精神刺激，防止其情绪激动，让其主动配合治疗，早日康复。

(六)健康教育

1.疾病知识指导

急性心肌炎患者出院后需继续休息 3～6 个月。严重心肌炎伴心界扩大者，应休息 6～12 个月，直到症状消失。

2.饮食指导

护理人员应指导患者进食高蛋白、高维生素、清淡、易消化的食物，注意补充富含维生素 C 的新鲜蔬菜、水果，戒烟、酒及刺激性食物，以促进心肌代谢与修复。

3.生活与运动指导

护理人员应指导患者定时排便以防便秘，排便时不宜用力、屏气等；鼓励无并发症的患者适当锻炼身体以增强机体抵抗力。

4.自我检测指导

护理人员应教会患者及家属测脉率、节律，发现异常随时就诊，指导患者坚持药物治疗，定期随访。

5.及时就诊的指标

(1)发现脉率、节律异常,或有胸闷、心悸等症状时及时就诊。

(2)发生晕厥、血压明显降低时及时就诊。

五、护理效果评估

(1)患者掌握限制最大活动量的指征,能参与制定并实施活动计划,掌握活动中自我监测脉搏和活动过量症状的方法。

(2)患者能控制情绪,心理状态稳定。

(3)患者未发生猝死,患者发生致命性心律失常时能及时被发现和得到处理。

第二节 心绞痛

一、稳定型心绞痛

(一)概念和特点

稳定型心绞痛也称劳力性心绞痛,是在冠状动脉固定性严重狭窄的基础上,由心肌负荷增加引起心肌急剧的、暂时的缺血、缺氧的临床综合征。其特点为阵发性的前胸压榨性疼痛或憋闷感觉,主要位于胸骨后部,可放射至心前区和左上肢尺侧,常发生于劳力负荷增加时,持续数分钟,休息或用硝酸酯制剂后疼痛消失。疼痛发作的程度、频度、性质及诱发因素在数周至数月内无明显变化。

(二)相关病理生理

患者在心绞痛发作之前,常有血压升高、心律加快、肺动脉压和肺毛细血管压升高的变化,反映心脏和肺的顺应性减低。发作时可有左心室收缩力降低、收缩速度减慢,射血速度减慢,左心室收缩压下降,心搏量和心排血量降低,左心室舒张末期压和血容量增加等左心室收缩和舒张功能障碍。左心室壁可呈收缩不协调或部分心室壁有收缩减弱的现象。

(三)主要病因及诱因

该病的病因是冠状动脉粥样硬化。正常情况下,冠状动脉循环血流量具有很大的储备力量,其血流量可随身体的生理情况有显著的变化,休息时无症状。

当劳累、激动、心力衰竭等使心脏负荷增加，心肌耗氧量增加时，人体对血液的需求增加，而冠状动脉的供血已不能相应增加，即可引起心绞痛。

(四)临床表现

1.症状

心绞痛以发作性胸痛为主要临床表现，典型疼痛的特点如下。

(1)部位：主要在胸骨体中、上段之后，可波及心前区，界限不很清楚。疼痛常放射至左肩、左臂尺侧，达无名指和小指，偶尔至颈、咽或下颌部。

(2)性质：胸痛时常有压迫、憋闷或紧缩感，也可有烧灼感，偶尔伴有濒死感。

(3)持续时间：疼痛出现后常逐步加重，持续3～5分钟，休息或含服硝酸甘油可迅速缓解，疼痛很少超过30分钟。疼痛可数天或数周发作1次，亦可一天内发作数次。

2.体征

心绞痛发作时，患者面色苍白、出冷汗、心率加快、血压升高、表情焦虑。心尖部听诊有时出现奔马律，可有暂时性心尖部收缩期杂音，是乳头肌缺血以致功能失调，引起二尖瓣关闭不全所致。

3.诱因

心绞痛发作常由体力劳动、情绪激动、饱餐、寒冷、吸烟、心动过速、休克等诱发。

(五)辅助检查

1.心电图

(1)静息时心电图：约有半数患者的静息时心电图在正常范围，也可有陈旧性心肌梗死的改变或非特异性ST段和T波异常。有时心电图上显示心律失常。

(2)心绞痛发作时心电图：绝大多数患者可出现暂时性心肌缺血引起的ST段压低(≥0.1 mV)，有时出现T波倒置；平时有T波持续倒置的患者，发作时可变为直立(假性正常化)。

(3)心电图负荷试验：运动负荷试验及24小时动态心电图可显著提高缺血性心电图的检出率。

2.X线检查

心脏检查可无异常，若已伴发缺血性心肌病可见心影增大、肺充血等。

3.放射性核素

利用放射性铊心肌显像所示灌注缺损，提示心肌供血不足或血供消失，对心肌缺血诊断较有价值。

4.超声心动图

多数稳定性心绞痛患者静息时超声心动图检查无异常,有陈旧性心肌梗死者或严重心肌缺血者二维超声心动图可探测到坏死区或缺血区心室壁的运动异常,运动或药物负荷超声心动图检查可以评价心肌灌注和存活性。

5.冠状动脉造影

选择性冠状动脉造影可使左、右冠状动脉及主要分支得到清楚的显影,具有确诊价值。

(六)治疗原则

治疗原则是改善冠状动脉血供和降低心肌耗氧量以改善患者的症状,提高生活质量,同时治疗冠状动脉粥样硬化,预防心肌梗死和死亡,以延长生存期。

1.发作时的治疗

(1)休息:发作时立即休息,一般患者停止活动后症状即可消失。

(2)药物治疗:宜选用作用快的硝酸酯制剂,这类药物除可扩张冠状动脉、增加冠状动脉血流量外,还可扩张外周血管,减轻心脏负荷,从而缓解心绞痛,例如,硝酸甘油 0.3～0.6 mg 或硝酸异山梨酯 3～10 mg,舌下含化。

2.缓解期的治疗

患者在缓解期一般不需卧床休息,应避免各种已知的诱因。

(1)药物治疗:以改善预后的药物和减轻症状、改善缺血的药物为主,如阿司匹林、氯吡格雷、β 受体阻滞剂、他汀类药物、血管紧张素转换酶抑制剂、硝酸酯制剂,其他如代谢性药物、中药。

(2)非药物治疗:包括运动锻炼疗法、血管重建治疗、增强型体外反搏等。

二、不稳定型心绞痛

(一)概念和特点

目前已趋向将典型的稳定型心绞痛以外的缺血性胸痛统称为不稳定型心绞痛。不稳定型心绞痛根据临床表现可分为静息型心绞痛、初发型心绞痛、恶化型心绞痛 3 种类型。

(二)相关病理生理

该病与稳定型心绞痛的差别主要在于冠状动脉内不稳定的粥样斑块继发的病理改变,使局部的心肌血流量明显下降,如斑块内出血,斑块纤维帽出现裂隙,表面有血小板聚集和/或刺激冠状动脉痉挛，导致缺血性心绞痛，虽然该病也可由劳力负荷诱发，但劳力负荷终止后胸痛并不能缓解。

（三）主要诱因

少部分不稳定型心绞痛患者心绞痛发作有明显的诱因。

1.增加心肌氧耗

感染、甲状腺功能亢进或心律失常时心肌氧耗增加。

2.冠状动脉血流减少

其造成低血压。

3.血液携氧能力下降

其造成贫血和低氧血症。

（四）临床表现

1.症状

不稳定型心绞痛患者胸部不适的症状与典型的稳定型心绞痛相似，通常程度更重，持续时间更长，可达数十分钟，胸痛在休息时也可发生。

2.体征

体检可发现一过性第三心音或第四心音以及由于二尖瓣反流引起的一过性收缩期杂音，这些非特异性体征也可出现在稳定性心绞痛和心肌梗死患者身上，但详细的体格检查可发现潜在的加重心肌缺血的因素，并成为判断预后非常重要的依据。

（五）辅助检查

1.心电图

（1）大多数患者胸痛发作时有一过性 ST 段（抬高或压低）和 T 波（低平或倒置）改变，其中 ST 段的动态改变（≥0.1 mV 的抬高或压低）是严重冠状动脉疾病的表现，可能会发生急性心肌梗死或猝死。

（2）连续心电监护：连续 24 小时心电监测发现，85％～90％的心肌缺血可不伴有心绞痛症状。

2.心脏标志物检查

心脏肌钙蛋白（cTn）T 及心肌蛋白 I 较传统的 CK 和 CK-MB 更为敏感、更可靠。

3.其他

不稳定型心绞痛患者胸部 X 线、心脏超声和放射性核素检查的结果与稳定型心绞痛患者的结果相似，但阳性发现率会更高。

(六)治疗原则

不稳定型心绞痛是严重、具有潜在危险的疾病，病情发展难以预料，应使患者处于监控之下，疼痛发作频繁或持续不缓解及高危组的患者应立即住院。其治疗包括抗缺血治疗、抗血栓治疗和根据危险度分层进行优创治疗。

1.一般治疗

患者发作时立即卧床休息，对患者实施床边 24 小时心电监护，严密观察血压、脉搏、呼吸、心率、心律的变化，对有呼吸困难、发绀者应给氧，维持血氧饱和度在 95%以上。如有必要，重测心肌坏死标志物。

2.止痛

对烦躁不安、疼痛剧烈者，可考虑应用镇静剂，如吗啡 5～10 mg，皮下注射；应用硝酸甘油或硝酸异山梨酯，持续静脉滴注或微量泵输注，以 10 μg/min 开始，每 3～5 分钟增加 10 μg/min，直至症状缓解或出现血压下降。

3.抗凝(栓)

抗血小板和抗凝治疗是不稳定型心绞痛治疗至关重要的措施，应尽早应用阿司匹林、氯吡格雷、肝素或低分子肝素，以有效防止血栓形成，阻止病情进展为心肌梗死。

4.其他

对于个别保守治疗效果不佳，心绞痛发作时 ST 段≥0.1 mV，持续时间>20 分钟的病情极严重患者或血肌钙蛋白升高者，在有条件的医院可行急诊冠状动脉造影，考虑经皮冠状动脉成形术。

三、护理评估

(一)一般评估

(1)患者有无面色苍白、出冷汗、心率加快、血压升高。

(2)患者主诉有无心绞痛发作症状。

(二)身体评估

(1)患者有无表情焦虑、皮肤湿冷、出冷汗。

(2)患者有无心律加快、血压升高。

(3)患者心尖区听诊是否闻及收缩期杂音，或听到第三心音或第四心音。

(三)心理-社会评估

患者能否控制情绪，避免激动或愤怒，以减少心悸耗氧量；家属能否做到给予患者安慰及细心的照顾，并督促其定期复查。

(四)辅助检查结果的评估

(1)心电图有无 ST 段及 T 波的异常改变。

(2)24 小时连续心电监测有无心肌缺血的改变。

(3)冠状动脉造影检查结果有无显示单支或多支病变。

(4)心脏标志物 cTnT 的峰值是否超过正常对照值。

(五)常用药物治疗效果的评估

1.硝酸酯类药物

心绞痛发作时，能及时舌下含化该类药物，迅速缓解疼痛。

2.他汀类药物

长期服用该类药物可以维持低密度脂蛋白胆固醇(LDL-C)的目标值$<$3.8 mmol/L，且不出现肝酶和肌酶升高等不良反应。

四、主要护理诊断/问题

(一)胸痛

胸痛与心肌缺血、缺氧有关。

(二)活动无耐力

活动无耐力与心肌氧的供需失调有关。

(三)知识缺乏

患者缺乏控制诱发因素及预防心绞痛发作的知识。

(四)潜在并发症

潜在并发症是心肌梗死。

五、护理措施

(一)休息与活动

1.适量运动

患者应以有氧运动为主，运动的强度和时间因病情和个体差异而不同，必要时在监测下运动。

2.心绞痛发作时

心绞痛发作时，患者要立即停止活动，就地休息。不稳定型心绞痛患者应卧床休息，并由护理人员密切观察。

(二)用药的指导

1.心绞痛发作时

心绞痛发作时,患者要立即舌下含化硝酸甘油,如 3 分钟后仍不缓解,隔 5 分钟后可重复使用。对于心绞痛发作频繁者,静脉滴注硝酸甘油时,患者及家属不要擅自调整滴速,以防低血压发生。部分患者用药后出现面部潮红、头部胀痛、头晕、心动过速、心悸等不适,护理人员应告知患者这是药物的扩血管作用所致,不必有顾虑。

2.应用他汀类药物时

护理人员应严密监测转氨酶及肌酸激酶等生化指标,及时发现药物可能引起的肝脏损害和肌病;采用强化降脂治疗时,应注意监测药物的安全性。

(三)心理护理

护理人员应安慰患者,解除紧张、不安的情绪,改变急躁、易怒的性格,保持心理平衡;告知患者及家属过劳、情绪激动、饱餐、用力排便、寒冷刺激等都是心绞痛发作的诱因,应注意避免。

(四)健康教育

1.疾病知识指导

(1)合理膳食:护理人员应指导患者摄入低热量、低脂、低胆固醇、低盐的食物,多食蔬菜、水果,多食粗纤维食物(如芹菜、糙米),避免暴饮暴食,应少食多餐。

(2)戒烟,限制饮酒。

(3)适量运动:应以有氧运动为主,运动的强度和时间因病情和个体差异而不同,必要时在监测下进行运动。

(4)心理调适:保持心理平衡,可采取放松方法或与他人交流的方式来缓解压力,避免心绞痛发作的诱因。

2.用药指导

护理人员应指导患者出院后遵医嘱用药,不擅自增、减药量,自我检测药物的不良反应;外出时随身携带硝酸甘油以备急用。硝酸甘油遇光易分解,应放在棕色瓶内并存放于干燥处,以免潮解失效。药瓶开封后每 6 个月更换 1 次,以确保疗效。

3.病情检测指导

护理人员应教会患者及家属心绞痛发作时的缓解方法,胸痛发作时应立即停止活动或舌下含服硝酸甘油。如连续含服硝酸甘油 3 次仍不缓解，或心绞痛发作比以往频繁、程度加重、疼痛时间延长，应及时就医，警惕心肌梗死的发生。不典型心绞痛发作时，可能表现为牙痛、肩周炎、上腹痛等，为防误诊，应尽快到医院做相关检查。

4.及时就诊的指标

(1)心绞痛发作时，舌下含化硝酸酯类药物无效或重复用药仍未缓解。

(2)心绞痛发作比以往频繁、程度加重、疼痛时间延长。

六、护理效果评估

(1)患者能坚持长期遵医嘱用药物治疗。

(2)心绞痛发作时，患者能立即停止活动，并舌下含服硝酸甘油。

(3)患者能预防和控制缺血症状，减少心肌梗死的发生。

(4)患者能戒烟、控制饮食和治疗糖尿病。

(5)患者能坚持定期门诊复查。

第三节　心肌梗死

一、疾病概述

(一)概念和特点

心肌梗死是心肌长时间缺血导致的心肌细胞死亡，为在冠状动脉病变的基础上，发生冠状动脉血供急剧减少或中断，使相应心肌严重急性缺血导致的心肌细胞死亡。急性心肌梗死的临床表现有持久的胸骨后剧烈疼痛、发热、白细胞计数和血清心肌坏死标志物升高，心电图进行性改变；可发生心律失常、休克或心力衰竭，属急性冠脉综合征的严重类型。

(二)相关病理生理

患者主要出现左心室舒张和收缩功能障碍等血流动力学改变，其严重程度和持续时间取决于梗死的部位、程度和范围。心脏收缩力减弱，顺应性降低，心肌收缩不协调，左心室压力曲线最大上升速度(dp/dt)减小，左心室舒张末期压升高，舒张和收缩末期容量增大。射血分数降低，心搏量和心排血量下降，心率加快或有心律失常，血压下降。病情严重者，动脉血氧含量降低。急性大面积心肌梗死者，可发生泵衰竭——心源性休克或急性肺水肿。

(三)主要病因及诱因

急性心肌梗死的基该病因是冠状动脉粥样硬化，造成一支或多支管腔狭窄和心肌血供不足，而侧支循环未建立。在此基础上，一旦血供急剧减少或中断，使心肌严重急性缺血达20～30分钟，即可发生急性心肌梗死。

促使斑块破溃出血及血栓形成的诱因：①晨起6时至12时，交感神经活动增加，机体应激反应增强，心肌收缩力、心率、血压升高，冠状动脉张力升高。②饱餐，特别是进食多量高脂食物。③进行重体力劳动，情绪过分激动，血压急剧升高或用力排便。④休克、脱水、出血、外科手术或严重心律失常。

(四)临床表现

临床表现与梗死的面积大小、部位、冠状动脉侧支循环情况密切相关。

1.先兆

50%～81.2%的患者在发病前数天有乏力、胸部不适、活动时心悸、气急、烦躁、心绞痛等前驱症状。以初发心绞痛或原有心绞痛加重突出。心绞痛发作较以往频繁、程度较大、持续较久，硝酸甘油疗效差，诱发因素不明显。

2.症状

(1)疼痛：出现最早、最突出，多发生于清晨，尤其是晨间运动或排便时。疼痛的性质和部位与心绞痛相似，但程度更剧烈，多伴有大汗、烦躁不安、恐惧及濒死感，持续时间可达数小时或数天，休息和服用硝酸甘油不缓解。部分患者疼痛可向上腹部放射，而被误诊为急腹症，或因疼痛向下颌、颈部、背部放射而误诊为其他疾病。少数患者无疼痛，一开始即表现为休克或急性心力衰竭。

(2)全身症状：一般在疼痛发生后24～48小时出现发热、心动过速、白细胞计数增多或/和血沉加快等。体温可升高至38 ℃左右，很少超过39 ℃，持续约1周。

(3)胃肠道症状：疼痛剧烈时常伴恶心、呕吐、上腹胀痛，也可有肠胀气或呃逆。

(4)心律失常：75%～95%的患者在起病2天内可发生心律失常，24小时内发生心律失常最多见。

(5)低血压和休克：疼痛发作期间血压下降常见，但未必是休克。疼痛缓解而收缩压仍<10.7 kPa(80 mmHg，"mmHg"表示"毫米汞柱"，为废弃单位，但临

床上仍习惯应用)，且患者表现为烦躁不安、面色苍白、皮肤湿冷、脉细而快、大汗淋漓、少尿、神志迟钝，甚至晕厥，为休克表现。

(6)心力衰竭：发生率为 32%～48%，主要为急性左心衰。表现为呼吸困难、咳嗽、发绀、烦躁等症状，重者可发生肺水肿。随后可发生颈静脉怒张、肝大、水肿等右心衰竭表现，伴血压下降。

3.体征

心率多加快，也可减慢，心律不齐。心尖部第一心音减弱，可闻及奔马律；除急性心肌梗死早期血压可升高外，几乎所有患者都有血压下降。

4.并发症

并发症有乳头肌功能失调或乳头肌断裂、心脏破裂、栓塞、心室壁瘤、心肌梗死后综合征等。

(五)辅助检查

1.心电图

(1)ST 段抬高性心肌梗死心电图的特点：①ST 段抬高呈弓背向上型，在面向坏死区周围心肌损伤区的导联上出现。②宽而深的 Q 波(病理性 Q 波)在面向透壁心肌坏死区的导联上出现。③T 波倒置在面向损伤区周围心肌缺血区的导联上出现。

(2)非 ST 段抬高性心肌梗死心电图的特点：①无病理性 Q 波，有普遍性 ST 段压≥0.1 mV，但 aVR 导联 ST 段抬高，或有对称性 T 波倒置，为心内膜下心肌梗死所致。②无病理性 Q 波，也无 ST 段变化，仅有 T 波倒置变化。

(3)动态性改变：ST 段抬高心肌梗死的心电图演变过程如下。①在起病数小时内可无异常或出现异常高大的两支不对称的 T 波，为超急性期改变。②数小时后，ST 段明显抬高，弓背向上，与直立的 T 波连接，形成单向曲线；数小时至 2 天出现病理性 Q 波，同时 R 波降低，为急性期改变。③如果早期不进行治疗干预，抬高的 ST 段可在数天至 2 周逐渐回到基线水平，T 波逐渐平坦或倒置，为亚急性期改变。④数周至数月，T 波呈 V 形倒置，两支对称，为慢性期改变。T 波倒置可永久存在，也可在数月至数年逐渐恢复。

2.超声心动图

二维和 M 型超声心动图有助于了解心室壁的运动和左心室功能，诊断室壁瘤和乳头肌功能失调等。

3.放射性核检查

放射性核检查可显示心肌梗死的部位与范围，观察左心室壁的运动和左心室射血分数，有助于判定心室的功能，诊断梗死后造成的室壁运动失调和心室壁瘤。

(六)治疗原则

尽早使心肌血液再灌注(到达医院后30分钟内开始溶栓或90分钟内行介入治疗)，以挽救濒死的心肌，防止梗死面积扩大和缩小心肌缺血范围，保护和维持心脏功能，及时处理严重心律失常、泵衰竭和各种并发症，预防猝死，注重二级预防。

1.一般治疗

(1)休息：患者未行再灌注治疗前，应绝对卧床休息。应保持环境安静，防止不良刺激，解除患者的焦虑。

(2)给氧：常规给氧。

(3)监测：应把急性期患者常规安置于心脏重症监护病房(CCU)，进行心电、血压、呼吸监测3～5天，除颤仪处于随时备用状态。

(4)建立静脉通道：保持给药途径畅通。

2.药物治疗

(1)吗啡或哌替啶：吗啡2～4 mg或哌替啶50～100 mg，肌内注射以解除疼痛，必要时5～10分钟后重复注射。注意低血压和呼吸功能抑制。

(2)硝酸酯类药物：通过扩张冠状动脉增加冠状动脉血流以增加静脉容量。但下壁心肌梗死、可疑右室心肌梗死或明显低血压[收缩压<12.0 kPa(90 mmHg)]的患者不适合使用。

(3)阿司匹林：无禁忌者立即口服水溶性阿司匹林或嚼服肠溶性阿司匹林。一般首次剂量为150～300 mg，每天1次，3天后，每次75～150 mg，每天1次，长期维持。

3.再灌注心肌

(1)经皮冠状动脉介入治疗(percutaneous coronary intervention，PCI)：有条件的医院对具备适应证的患者应尽快实施PCI，可获得更好的治疗效果。

(2)溶栓疗法：对无条件实行介入治疗或延误再灌注时机者，若无禁忌证应立即(接诊后30分钟之内)溶栓治疗。发病3小时内，心肌梗死溶栓治疗血流完全灌注率高，获益最大。对年龄≥75岁者选择溶栓应慎重，并酌情减少溶栓药物剂量。

二、护理评估

(一)一般评估

1.本次发病特点与目前病情

评估患者本次发病有无明显的诱因,胸痛发作的特征,尤其是起病的时间、疼痛剧烈程度、是否进行性加重,有无恶心、呕吐、乏力、头晕、呼吸困难等伴随症状,是否有心律失常、休克、心力衰竭的表现。

2.患病及治疗经过

评估患者有无心绞痛发作史、患病的起始时间、患病后的诊治过程、是否遵医嘱治疗、目前用药及有关的检查等。

3.危险因素评估

危险因素评估包括患者的年龄、性别、职业;有无家族史;了解患者有无肥胖、血脂异常、高血压、糖尿病等危险因素;有无摄入高脂饮食、吸烟等不良生活习惯,是否有充足的睡眠,有无锻炼身体的习惯;排便情况;了解患者的工作与生活压力及性格特征等。

(二)身体评估

1.一般状态

观察患者的精神意识状态,尤其注意有无面色苍白、表情痛苦、大汗、神志模糊、反应迟钝甚至晕厥等表现。

2.生命体征

观察体温、脉搏、呼吸、血压有无异常及其程度。

3.心脏听诊

注意心率、心律、心音的变化,有无奔马律、心脏杂音及肺部啰音等。

(三)心理-社会评估

急性心肌梗死时患者胸痛异常剧烈,可有濒死感,或行紧急溶栓、介入治疗,由此产生恐惧心理。心肌梗死使患者的活动耐力和自理能力下降,生活上需要照顾;如患者入住 CCU,面对一系列检查和治疗,加上担心预后、对工作和生活的影响等,易产生焦虑。

(四)辅助检查结果的评估

1.心电图

检查是否有心肌梗死的特征性、动态性变化,对心肌梗死者应加做右胸导联，判断有无右心室梗死。连续心电图监测有无心律失常。

2.血液检查

定时抽血检测血清心肌标志物，评估血常规检查有无白细胞计数升高及血清电解质、血糖、血脂等异常。

(五)常用药物治疗效果的评估

1.硝酸酯类

遵医嘱给予舌下含化的硝酸酯类药物，动态评估患者胸疼是否缓解，注意血压及心电图的变化。

2.β受体阻滞剂

评估患者是否知晓该药不可以随意停药或漏服，否则可引起心绞痛加剧或心肌梗死。交代患者饭前服，以保证药物疗效及患者安全用药。用药过程中检测心率、血压、心电图，评估是否有诱发心衰的可能性。

3.血管紧张素转换酶抑制剂(ACEI)

该药常引起刺激性干咳，具有适量降低血压的作用，防止心室重构，预防心力衰竭。注意是否出现肾小球滤过率降低而引起尿少。评估该药的有效性。患者出现干咳时，应评估干咳的原因，可能有以下原因：①ACEI本身引起；②肺内感染引起，该原因引起的干咳往往伴有气促；③心衰也可引起干咳。

三、主要护理诊断/问题

(一)疼痛

胸痛与心肌缺血坏死有关。

(二)活动无耐力

活动无耐力与氧的供需失调有关。

(三)有便秘的危险

有便秘的危险与进食少、活动少、不习惯在床上大小便有关。

(四)潜在并发症

潜在并发症为心力衰竭、猝死。

四、护理措施

(一)休息指导

患者发病12小时内应绝对卧床休息。护理人员应保持环境安静，限制探视，并告知患者和家属休息可以降低心肌耗氧量和交感神经的兴奋性，有利于缓解疼痛，以取得合作。

(二)饮食指导

护理人员应在患者起病后4～12小时给予流质饮食，以减轻其胃扩张；随后过渡到低脂、低胆固醇的清淡饮食，提倡少食多餐。

(三)给氧

护理人员应以鼻导管给氧，氧流量为2～5 L/min，以增加心肌氧的供应，减轻缺血和疼痛。

(四)心理护理

患者疼痛发作时应有专人陪伴。护理人员应允许患者表达感受，给予心理支持，鼓励患者树立战胜疾病的信心。护理人员应告知患者住进CCU后病情的任何变化都在护理人员的严密监护下，并能得到及时的治疗，以缓解患者的恐惧心理；简明扼要地解释疾病过程，说明不良情绪会增加心肌耗氧量而不利于病情的控制。护理人员应紧张有序地工作，避免忙乱给患者带来的不安全感。护理人员应尽量调低监护仪器的报警声，以免影响患者休息，增加患者的心理负担。

(五)止痛治疗的护理

护理人员应遵医嘱给予患者吗啡或哌替啶止痛，注意有无呼吸抑制等不良反应。护理人员给予硝酸酯类药物时应随时检测患者血压的变化，维持收缩压在13.3 kPa(100 mmHg)及以上。

(六)溶栓治疗的护理

(1)护理人员应询问患者是否有溶栓禁忌证。

(2)护理人员应协助医师做好溶栓前血常规、出血时间、凝血时间和血型等检查。

(3)护理人员应迅速建立静脉通路，遵医嘱正确给予溶栓药物，注意观察患者有无不良反应：①变态反应，表现为寒战、发热、皮疹等；②低血压；③出血，包括皮肤黏膜出血、血尿、便血、咯血、颅内出血等，一旦出现应紧急处理。

(4)溶栓疗效观察，可根据下列指标间接判断溶栓是否成功：①胸痛在2小时内基本消失；②心电图ST段于2小时内回降>50%；③2小时内出现再灌注性心律失常；④cTnI或cTnT峰值提前至发病后12小时内，血清CK-MB峰值提前出现(14小时以内)。上述4项中②和④重要。也可根据冠脉造影直接判断溶栓是否成功。

(七)健康教育

除参见“心绞痛”的健康教育外,还应注意以下几点。

1.疾病知识指导

护理人员应指导患者积极进行二级预防,防止再次梗死和其他心血管事件。急性心肌梗死恢复后的患者应调节饮食(即低饱和脂肪和低胆固醇饮食),要求饱和脂肪占总热量的 7%以下,胆固醇<200 mg/d。戒烟是心肌梗死后的二级预防中的重要措施,研究表明,急性心肌梗死后继续吸烟,再梗死和死亡的危险升高 22%~47%。医师每次随诊都必须了解并登记患者的吸烟情况,积极劝导患者戒烟,实施戒烟计划。

2.心理指导

心肌梗死后患者的焦虑情绪多来自对今后工作及生活质量的担心,护理人员应予以充分理解并指导患者保持乐观、平和的心情,正确对待自己的病情。护理人员应告诉家属对患者要积极配合与支持,为其创造一个良好的休养环境,避免对其施加压力,当患者出现紧张、焦虑或烦躁等不良情绪时,应给予理解和疏导,必要时帮助患者争取工作单位领导和同事的支持。

3.康复指导

护理人员应与患者一起设计个体化运动方案,指导患者出院后的运动康复训练。家务劳动、娱乐活动等也对患者有益。无并发症的患者在心肌梗死后6~8 周可恢复性生活,性生活以心率、呼吸加快持续 20~30 分钟,胸痛、心悸持续时间不超过 15 分钟为度。经 2~4 个月体力活动和锻炼后,患者可酌情恢复部分工作或从事轻体力工作,但对重体力劳动、驾驶、高空作业及其他精神紧张或工作量过大的工种,应更换。

4.用药指导与病情监测

心肌梗死后患者因用药多、时间久、药品贵等,往往用药依从性低。护理人员需要采取形式多样的健康教育途径,应强调药物治疗的必要性,指导患者按医嘱服药,列举不遵医行为导致严重后果的病例,让患者认识到遵医用药的重要性,告知药物的用法、作用和不良反应,并教会患者定时测脉搏、血压,发护嘱卡或个人用药手册,定期电话随访,使患者“知、信、行”统一,提高用药依从性。若患者胸痛发作频繁、程度较重、时间较长,服用硝酸酯制剂疗效较差,提示急性心血管事件,应及时就医。

5.照顾者指导

心肌梗死是心脏性猝死的高危因素，护理人员应教会家属心肺复苏的基本技术以备急用。

6.及时就诊的指标

(1)胸口剧痛。

(2)剧痛放射至头、手臂、下颌。

(3)出现出汗、恶心甚至气促。

(4)自测脉搏＜60 次/分钟，应该暂停服药，来院就诊。

五、护理效果评估

(1)患者主诉疼痛症状消失。

(2)患者能叙述限制最大活动量的指征，参与制定并遵循活动计划，活动过程中无并发症，主诉活动时耐力增强。

(3)患者能陈述预防便秘的措施，未发生便秘。

(4)患者未发生猝死，或发生致命性心律失常时被及时发现，得到处理。

(5)患者能自觉避免心力衰竭的诱发因素，未发生心力衰竭或心力衰竭时被及时发现，得到及时处理。

第四章

肾内科护理

第一节　急性肾小球肾炎

急性肾小球肾炎(acute glomerulonephritis，AGN)简称急性肾炎，是以急性肾炎综合征为主要表现的一组疾病。其特点为起病急，患者出现血尿、蛋白尿、水肿和高血压，可伴有一过性氮质血症。该病好发于儿童，男性居多。常有前驱感染，多见于链球菌感染后。其他细菌、病毒和寄生虫感染也可引起该病。本节主要介绍链球菌感染后的急性肾炎。

一、病因及发病机制

急性肾小球肾炎常发生于β-溶血性链球菌致肾炎菌株引起的上呼吸道感染(多为扁桃体炎)或皮肤感染(多为脓疱疮)后，感染导致机体产生免疫反应而引起双侧肾脏弥漫性的炎症反应。目前医师多认为，链球菌的主要致病抗原是胞质或分泌蛋白的某些成分，抗原刺激机体产生相应抗体，形成免疫复合物，沉积于肾小球而致病。同时，肾小球内的免疫复合物可激活补体，引起肾小球内皮细胞及系膜细胞增生，并吸引中性粒细胞及单核细胞浸润，导致肾脏病变。

二、临床表现

(一)症状与体征

1.尿异常

几乎所有患者有肾小球源性血尿，约30%的患者出现肉眼血尿，且常为首发症状或患者就诊的原因。患者可伴有轻、中度蛋白尿，少数(<20%)患者可有大量蛋白尿。

2.水肿

80%以上的患者可出现水肿，常为起病的初发表现，表现为晨起眼睑水肿，呈“肾炎面容”,可伴有下肢轻度凹陷性水肿,少数严重者可波及全身。

3.高血压

约80%的患者患病初期水、钠潴留时,出现一过性轻、中度高血压,利尿后血压恢复正常。少数患者可出现高血压脑病、急性左心衰竭等。

4.肾功能异常

大部分患者起病时尿量减少(40~700 mL/d),少数患者少尿(<400 mL/d)。患者可出现一过性轻度氮质血症。患者一般于1~2周尿量增加,肾功能于利尿后数天恢复正常,极少数出现急性肾衰竭。

(二)并发症

前驱感染后常有1~3周(平均10天左右)的潜伏期。呼吸道感染的潜伏期较皮肤感染短。该病起病较急,病情轻重不一,轻者仅尿常规及血清补体 C_3 异常,重者可出现急性肾衰竭。大多患者预后良好,常在数月内临床自愈。

三、辅助检查

(一)尿液检查

该检查可发现镜下血尿,红细胞呈多形性。尿蛋白多为(+)~(++)。尿沉渣中可有红细胞管型、颗粒管型等。早期尿中白细胞、上皮细胞计数稍增多。

(二)血清补体 C_3 及总补体

血清补体 C_3 及总补体在发病初期下降,于8周内恢复正常,这对该病的诊断意义很大。血清抗链球菌溶血素“O”滴度可升高,部分患者循环免疫复合物(circulating immune complex,CIC)呈阳性。

(三)肾功能检查

内生肌酐清除率降低,尿素氮(BUN)、血肌酐(serum creaitinine,Scr)升高。

四、诊断要点

(1)链球菌感染后1~3周出现血尿、蛋白尿、水肿、高血压,甚至少尿及氮质血症。

(2)血清补体 C_3 降低(8周内恢复正常),即可临床诊断为急性肾小球肾炎。

(3)若肾小球滤过率进行性下降或病情经1~2个月未完全好转,应及时做肾活检,以明确诊断。

五、治疗要点

治疗原则:以休息、对症处理为主,缩短病程,促进痊愈。该病为自限性疾病，不宜用肾上腺糖皮质激素及细胞毒性药物。急性肾衰竭患者应透析。

（一）对症治疗

利尿治疗可消除水肿、降低血压。利尿后高血压控制不满意时，可加用其他降压药物。

（二）控制感染灶

以往主张使用青霉素或其他抗生素 10～14 天，现其必要性存在争议。对于反复发作的慢性扁桃体炎，待肾炎病情稳定后，可行扁桃体摘除术，手术前后 2 周应注射青霉素。

（三）透析治疗

对于少数发生急性肾衰竭者，应予血液透析或腹膜透析治疗，帮助患者度过急性期，一般不需长期维持透析。

六、护理评估

（一）健康史

询问患者发病前 2 个月有无上呼吸道和皮肤感染史、起病急缓、就诊原因等。既往呼吸道感染史。

（二）身体状况

评估水肿的部位、程度、特点，血压升高程度，有无局部感染灶。

（三）心理及社会因素

患者多为儿童，对疾病的后果常不能理解，因而不重视疾病，不按医嘱注意休息，家属则往往较急，过分约束患者，年龄较大的患者因休学、长期休息而产生焦虑、悲观情绪。评估患者及家属对疾病的认识、目前的心理状态等。

（四）辅助检查

检查周围血象有无异常，淋巴细胞计数是否升高。

七、护理目标

(1)患者能自觉控制水、盐的摄入，水肿明显消退。

(2)患者能逐步达到正常活动量。

(3)患者无并发症发生，或能早期发现并发症并积极配合抢救。

八、护理措施

(一)一般护理

急性期患者应绝对卧床休息,以增加肾血流量和减小肾脏负担。患者应卧床休息6周~2个月,在尿液检查发现只有蛋白尿和镜下血尿时,方可离床活动。患者在病情稳定后逐渐增加运动量,避免劳累和剧烈活动,坚持1~2年,待完全康复后才能恢复正常的体力劳动。存在水肿、高血压或心力衰竭时,应严格限制盐的摄入,一般进盐应低于3 g/d,特别严重的病例应完全禁盐。在急性期,为减少蛋白质的分解代谢,限制蛋白质的摄取量为0.5~0.8 g/(kg·d)。血压下降、水肿消退、尿蛋白减少后,即可逐渐增加食盐和蛋白质的量。除限制钠盐外,也应限制液体摄入量,对进水量的控制本着宁少勿多的原则。每天进水量应为不显性失水量(约500 mL)加上24小时尿量,此进水量包括饮食、饮水、输液等所含水分的总量。另外,饮食应热量充足、易于消化和吸收。

(二)病情观察

护理人员应注意观察患者水肿的范围、程度,有无胸腔积液、腹水,有无呼吸困难、肺部湿啰音等急性左心衰竭的征象;监测高血压的动态变化,监测有无头痛、呕吐、颈项强直等高血压脑病的表现;观察尿的变化及肾功能的变化,及早发现有无肾衰竭。

(三)用药护理

在使用降压药的过程中,护理人员应注意一定要给患者定时、定量服用,随时监测血压的变化,还要嘱患者服药后在床边坐几分钟,然后缓慢站起,防止眩晕及直立性低血压。

(四)心理护理

患者尤其是儿童对长期的卧床会产生忧郁、烦躁等心理反应,加上担心血尿、蛋白尿恶化,会进一步加重精神负担。护理人员应多关心患者,随时注意患者的情绪变化和精神需要;应适当说明卧床休息需要持续的时间和病情的变化等,并组织一些有趣的活动以活跃患者的精神生活,使患者能以愉快、乐观的态度安心接受治疗。

九、护理评价

(1)患者能接受限制钠、水的治疗和护理,尿量已恢复正常,水肿减轻甚至消失。

(2)患者能正确面对患病现实,说出感受,保持乐观情绪。

(3)患者无并发症发生。

十、健康指导

(一)预防指导

患者应注意加强锻炼,增强体质;注意个人卫生,防止化脓性皮肤感染;有上呼吸道或皮肤感染时,应及时治疗;注意休息和保暖,限制活动量。

(二)生活指导

急性期患者应严格卧床休息,按照病情进展调整作息。护理人员应掌握饮食护理的意义及原则,切实遵循饮食计划;指导患者及其家属掌握该病的基本知识和观察方法,消除各种不利因素,防止疾病进一步加重。

(三)用药指导

护理人员应遵医嘱正确使用抗生素、利尿药及降压药等,掌握不同药物的名称、剂量、给药方法,观察各种药物的疗效和不良反应。

(四)心理指导

护理人员应增强患者战胜疾病的信心,使患者保持良好的心态,积极配合诊疗计划。

第二节 慢性肾小球肾炎

慢性肾小球肾炎简称慢性肾炎,是最常见的一组原发于肾小球的疾病,以蛋白尿、血尿、高血压及水肿为基本表现,可有不同程度的肾功能减退,大多数患者会发展成慢性肾衰竭。该病起病方式各不相同,病情迁延,进展缓慢;可发生于任何年龄,以中青年居多,男性患者多于女性患者。

一、病因及诊断检查

(一)致病因素

慢性肾炎的病因尚不完全清楚,大多数慢性肾炎由各种原发性肾小球疾病迁延不愈发展而成。目前医师认为其发病与感染有明确关系,细菌、原虫、病毒等感染可引起免疫复合物介导性炎症而导致肾小球肾炎，故发病起始因素为免疫介导性炎症。另外，在发病过程中也有非免疫非炎症性因素参与，如高血压、超负荷的高蛋白饮食。仅少数慢性肾炎由急性肾炎演变而来。在发病过程中感染、劳累、妊娠和使用肾毒性药物等可使病情加重。

(二)身体状况

1.症状体征

慢性肾炎多数起病隐匿，患者大多无急性肾炎病史，病前也无感染史，发病时已为慢性肾炎；少数患者的病况是急性肾炎迁延不愈超过 1 年而成为慢性肾炎。临床表现差异大，症状轻重不一。主要表现如下。

(1)水肿：多为眼睑水肿和/或轻度至中度下肢水肿，一般无体腔积液，缓解期水肿可完全消失。

(2)高血压：部分患者可以高血压为首发或突出表现，多为持续性中等程度以上高血压。持续血压升高可加速肾小球硬化，使肾功能迅速恶化，预后较差。

(3)全身症状：表现为头晕、乏力、食欲缺乏、腰膝酸痛等，贫血较为常见。随着病情进展可出现肾功能减退，最终发展成为慢性肾衰竭。

(4)尿异常：可有尿量减少，偶有肉眼血尿。

2.并发症

(1)该病易合并呼吸道及泌尿道感染。

(2)心脏损害包括心脏扩大、心律失常和心力衰竭。

(3)高血压脑病由血压骤升所致。

(4)慢性肾衰竭是慢性肾炎最严重的并发症。

(三)心理社会状况

患者常因病程长、疾病反复发作、疗效不佳、药物不良反应大、预后较差等而出现焦虑、恐惧、悲观的情绪。

(四)实验室及其他检查

1.尿液检查

尿比重多在 1.020 以下；最具有特征的是蛋白尿，尿蛋白为(＋)～(＋＋＋)，尿蛋白定量为1～3 g/24 h；尿沉渣镜检可见红细胞和颗粒管型。

2.血液检查

血液检查早期多正常或有轻度贫血，晚期红细胞计数和血红蛋白多明显降低。

3.肾功能检查

慢性肾炎可导致肾功能逐渐减退,表现为肾小球滤过率下降,内生肌酐清除率下降,血肌酐和尿素氮升高。

二、护理诊断及医护合作性问题

(一)体液过多

体液过多与肾小球滤过率下降及血浆胶体渗透压下降有关。

(二)营养失调(低于机体需要量)

营养失调与蛋白丢失、摄入不足及代谢紊乱有关。

(三)焦虑

焦虑与担心疾病复发和预后有关。

(四)潜在并发症

潜在并发症有感染、心脏损害、高血压脑病、慢性肾衰竭。

三、治疗及护理措施

(一)治疗要点

慢性肾小球肾炎的主要治疗目的是防止或延缓肾功能恶化,改善症状,防止严重并发症。

1.一般治疗

一般治疗包括适当休息、合理饮食、防治感染等。

2.对症治疗

(1)利尿:水肿明显的患者可使用利尿药,常用氢氯噻嗪、螺内酯、呋塞米,既可利尿消肿,又可降低血压。

(2)控制血压:高血压可加快肾小球硬化,因此,及时、有效地维持适宜的血压是防止病情恶化的重要环节。对容量依赖性高血压首选利尿药,对肾素依赖性高血压首选血管紧张素转换酶抑制剂(卡托普利等)和β受体阻滞剂(普萘洛尔等)。

3.抗血小板药物

长期使用抗血小板药物可改善微循环,延缓肾衰竭。常用双嘧达莫和阿司匹林。

4.糖皮质激素和细胞毒性药物

一般不主张应用这两种药物。这两种药物可试用于血压不高、肾功能正常、尿蛋白较多者，常选用泼尼松、环磷酰胺等。

(二)护理措施

1.病情观察

因高血压易加剧肾功能的损害，故护理人员应密切观察患者的血压变化。护理人员应准确记录患者的24小时出入量，监测尿量、体重和腹围，观察水肿的消长情况；监测肾功能的变化，及时发现肾衰竭。

2.生活护理

(1)适当休息：因卧床休息能增加肾血流量，减轻水肿、蛋白尿及改善肾功能，故慢性肾炎患者宜多卧床休息，避免重体力劳动。特别是有明显水肿、大量蛋白尿、血尿及高血压或合并感染、心力衰竭、肾衰竭及处于急性发作期的患者，应限制活动，绝对卧床休息。

(2)饮食护理：护理人员应对水肿、少尿者限制钠、水的摄入，食盐摄入量为1～3 g/d，每天进水量不超过1 500 mL，记录24小时出入液量；护理人员应每天测量腹围、体重，监测水肿的消长情况。低蛋白、低磷饮食可减轻肾小球内高压、高灌注及高滤过状态，延缓肾功能减退。患者宜尽早采用富含必需氨基酸的优质低蛋白饮食(如鸡肉、牛奶、瘦肉)，蛋白质的摄入量为0.5～0.8 g/(kg·d)。低蛋白饮食亦可达到低磷饮食的目的。患者宜补充多种维生素及锌，适当增加糖类和脂肪的摄入比例，保证足够热量，减少自体蛋白的分解。

3.药物治疗的护理

使用利尿药时应注意有无电解质、酸碱平衡紊乱；服用降压药起床时动作宜缓慢，以防直立性低血压；应用血管紧张素转换酶抑制剂时，注意观察患者有无持续性干咳；应用抗血小板药物时，注意观察有无出血倾向等。

4.对症护理

对症护理包括对水肿、高血压、少尿等症状的护理。

5.心理护理

护理人员应注意观察患者，及时发现患者的不良情绪，主动与患者沟通，鼓励患者说出其感受，做好疏导工作，帮助患者调整心态，积极配合治疗及护理。

6.健康指导

(1)护理人员应指导患者严格按照饮食计划进餐，注意休息，保持精神愉快，避免劳累、受凉和使用肾毒性药物，以延缓肾功能减退。

(2)护理人员应指导患者进行适当锻炼，提高机体抵抗力，预防呼吸道感染。

(3)护理人员应指导患者遵医嘱服药,定期复查尿常规和肾功能。

(4)育龄妇女注意避孕,以免妊娠导致肾炎复发和病情恶化。

第三节 肾病综合征

肾病综合征(nephrotic syndrome,NS)是肾小球疾病中最常见的一组临床综合征。肾病综合征传统上分为原发性和继发性两类。原发性肾病综合征是指原发于肾小球疾病,但排除继发于全身性疾病引起的肾小球病变,如系统性红斑狼疮、糖尿病、多发性骨髓瘤、过敏性紫癜和淀粉样变。在肾病综合征中,约75%由原发性肾小球疾病引起,约25%为继发性肾小球疾病引起,因此,它不是一个独立性的疾病。肾病综合征临床诊断并不困难。不同病理改变引起者的治疗效果不一,某些病理类型易发展为肾功能不全,即使预后较好的病理类型,也可因其引起严重全身水肿而影响到各脏器功能并易出现各种严重并发症,因此,强调早期病因诊断、早期病理诊断与整体治疗的重要性。本节仅讨论原发性肾病综合征。

一、病理

在国内,肾小球系膜增生是原发性肾病综合征最常见的病理类型,占1/4~1/3;其次为膜性肾病,占1/5~1/4,多见于成人;再次为膜增生,约占15%。局灶性节段性系膜增生的患者较少发生肾病综合征。各病理类型均可伴有肾间质不同程度的炎症改变和/或纤维化,肾间质炎症的程度和纤维化范围对肾小球滤过功能减退有较大影响。

原发性肾病综合征的病理类型不同,与临床表现有一定关联,如微小病变和膜性肾病引起者多表现为单纯性肾病综合征,早期少见血尿、高血压和肾功能损害,但肾病综合征的临床表现多较严重、突出,经尿丢失蛋白质多,可高达20 g/d;而系膜增生和膜增生等炎症明显类型常伴有血尿、高血压和不同程度的肾功能损害,且肾功能损害发生得相对较早。局灶性节段性肾小球硬化常有明显高血压和肾功能损害,多出现镜下血尿。少数情况病理类型改变与临床表现可不完全一致。

二、临床表现及发病机制

(一)大量蛋白尿

大量蛋白尿是肾病综合征最主要的诊断依据。大量蛋白尿是指每天从尿液中丢失的蛋白质多达3～3.5 g,儿童的该项数据为 50 mg/kg;体重为 60 kg 的成人尿液丢失蛋白质 3 g/d,即可认为有大量蛋白尿。大量蛋白尿的产生是由于肾小球滤过膜通透性异常。正常肾小球滤过膜对血浆蛋白有选择性滤过作用,能有效阻止绝大部分血浆蛋白从肾小球滤过,只有极小量的血浆蛋白进入肾小球滤液。肾小球病变引起滤过膜对大、中分子量蛋白质选择性滤过作用的损伤,导致大分子量蛋白质和中分子量清蛋白等大量漏出。有肾小球疾病时,肾小球基膜组织的结构、功能异常,涎酸成分明显减少,使带负电荷的清蛋白滤过基膜增多,出现蛋白尿。此外,肾小球血流动力学改变也能影响肾小球滤过膜的通透性,血压升高,蛋白尿增多,血压降低,蛋白尿减轻。肾内血管紧张素Ⅱ增加使出球小动脉收缩,肾小球内毛细血管压力增加,亦可增加蛋白质漏出。使用血管紧张素转换酶抑制剂或血管紧张素Ⅱ受体阻滞剂可因降低出球小动脉的阻力而降低肾小球毛细血管的压力,从而减轻蛋白尿。

临床上对肾病综合征患者不但要定期进行准确的 24 小时尿液蛋白定量测定,以了解蛋白尿的程度和判断治疗效果,从而调整治疗方案,而且要进行尿液系列蛋白检查,以了解丢失蛋白质的成分,从而判断蛋白质的丢失部位是在肾小球还是肾小管间质。尿液蛋白量的多寡有时不能说明肾脏病变的广泛程度和严重程度,但蛋白尿成分的测定则可反映肾小球病变的程度,如尿液中出现大量 IgG,说明大分子量蛋白质从尿液中丢失,提示肾小球滤过膜结构破坏严重;若尿液中蛋白质几乎均为中分子量的清蛋白或转铁蛋白,一般提示病变在肾小球或肾小管间质,此时参考丢失蛋白质的多寡甚为重要。一般说来,肾小管性尿蛋白丢失较少超过 3 g/d,个别超过 3 g/d;若尿液中出现较多小分子量蛋白,则应进一步检查以明确是否轻链蛋白引起大量蛋白尿,故尿蛋白成分检查有时有助于病因诊断。

(二)低蛋白血症

低蛋白血症见于绝大部分肾病综合征患者,即血浆清蛋白水平在 30 g/L 以下。其主要原因是尿中丢失清蛋白。血浆清蛋白值是清蛋白合成与分解代谢平衡的结果,它主要受以下几种因素影响:①肝脏合成清蛋白的量增加。在低蛋白血症减轻和清蛋白池体积减小时,清蛋白的分解速度是正常的,甚至下降。肝脏代偿性合成清蛋白的量增加，如果饮食中能给予足够的蛋白质及热量，正常人的肝脏每天可合成清蛋白 20 g 以上。体质好和摄入高蛋白饮食的患者可不出现低蛋白血症。有人认为，血浆胶体渗透压在调节肝脏合成清蛋白方面可能有重要的作用。②肾小管分解清蛋白的量增加。正常人肝脏合成的清蛋白的 10% 在肾小管内代谢。在发生肾病综合征时，由于近端小管摄取、分解和过滤的蛋白质明显增加，肾内代谢可增加至 16%～30%。③严重水肿时胃肠道的吸收能力下降，肾病综合征患者常呈负氮平衡状态。年龄、病程、慢性肝病、营养不良均可影响血浆清蛋白水平。

由于有低蛋白血症，药物与清蛋白的结合会有所减少，血中游离药物的含量升高，此时，即使常规剂量也可产生毒性或不良反应。有低蛋白血症时，花生四烯酸和血浆蛋白结合减少，促使血小板聚集和血栓素（TXA_2）增加，后者可加重蛋白尿和肾损害。

（三）水肿

水肿多较明显，与体位有关，严重者常见头枕部凹陷性水肿、全身水肿、两肋部皮下水肿、胸腔积液和腹水，甚至出现心包积液以及阴囊或会阴部高度水肿，此种情况多见于微小病变或部分膜性肾病患者。一般认为，水肿的出现及其严重程度与低蛋白血症的程度呈正相关，然而也有例外的情况。机体自身具有抗水肿形成能力，其调节机制如下：①当血浆清蛋白浓度降低，血浆胶体渗透压下降时，从淋巴回流的组织液大大增多，机体带走组织液内的蛋白质，使组织液的胶体渗透压下降，血浆胶体渗透压与组织液胶体渗透压的梯度差值仍保持在正常范围。②组织液的水分增多，则其静水压上升，可使毛细血管前的小血管收缩，从而使血流灌注下降，减少了毛细血管床的面积，使毛细血管内静水压下降，从而抑制体液从血管内向组织间逸出。③水分逸出血管外，使组织液蛋白质浓度下降，而血浆内蛋白质的浓度上升。鉴于淋巴管引流组织液蛋白质的能力有限，上述体液分布的平衡能力有一定的限度，当血浆胶体渗透压进一步下降时，组织液的胶体渗透压无法调节至相应的水平，两者间的梯度差值不能维持正常水平，而产生水肿。大多数肾病综合征水肿患者的血容量正常，甚至增多，血浆肾素正常或处于低水平，提示肾病综合征的钠潴留是由于肾脏调节钠平衡发生障碍，从而与低血容量激活肾素-血管紧张素-醛固酮系统无关。肾病综合征水肿的发生不能仅以一个机制来解释。血容量的变化对于某些患者来说可能是造成水、钠潴留，加重水肿的因素，可能与肾内某些调节机制的障碍有关。此外，水肿的严重程度虽与病变的严重性无关，但严重水肿如伴有大量胸腔积液、心包积液或肺间质水肿，则会引起呼吸困难和心肺功能不全；若患者长期进食低钠食物和大量应用利尿剂，可造成有效血容量减少性低血压甚至低血容量性休克。

(四)高脂血症

患者患有肾病综合征时，脂代谢异常的特点为血浆中几乎各种脂蛋白成分均增加，如血浆总胆固醇(TC)和低密度脂蛋白胆固醇(LDL-C)明显升高，甘油三酯(TG)和极低密度脂蛋白胆固醇(VLDL-C)升高。高密度脂蛋白胆固醇(HDL-C)浓度可以升高、正常或降低；HDL 亚型的分布异常，即 HDL_3 增加而 HDL_2 减少，表明 HDL_3 有成熟障碍。在疾病过程中各脂质成分的增加出现在不同的时间，一般以 TC 升高出现最早。除浓度发生改变外，各脂质的比例也发生改变，各种脂蛋白中胆固醇/磷脂及胆固醇/甘油三酯的比例均升高。载脂蛋白也常有异常，如 ApoB 明显升高，ApoC 和 ApoE 轻度升高。脂质异常的持续时间及严重程度与病程及复发频率明显相关。

患者有肾病综合征时脂质代谢异常的发生机制：①肝脏合成的胆固醇、甘油三酯及脂蛋白增加。②脂质调节酶活性改变及 LDL 受体活性或数目改变导致脂质的清除障碍。③尿中丢失的 HDL 增加。在发生肾病综合征时，HDL 的 ApoAⅠ有 50%～100%从尿中丢失，而且患者血浆的 HDL_3 增加而 HDL_2 减少，说明 HDL_3 在转变为较大的 HDL_2 颗粒之前即在尿中丢失。

肾病综合征患者的高脂血症对心血管疾病发生率的影响主要取决于高脂血症出现时间的长短、LDL 与 HDL 的比例、高血压史及吸烟等因素。长期的高脂血症，尤其是 LDL 上升而 HDL 下降，可加速冠状动脉粥样硬化的发生，增加患者发生急性心肌梗死的危险性。脂质引起肾小球硬化的作用已在内源性高脂血症等的研究中得到证实。脂代谢紊乱所致的肾小球损伤的发病机制较为复杂，可能与下述因素有关：肾小球内脂蛋白沉积，肾小管间质脂蛋白沉积，LDL 氧化，单核细胞浸润。

(五)血中其他蛋白浓度改变

发生肾病综合征时多种血浆蛋白浓度可发生变化。例如，血清蛋白电泳显示 β 球蛋白含量升高，而 α_2 球蛋白含量可正常或降低，IgG 水平可显著下降，而 IgA、IgM 和 IgE 含量多正常或升高，但免疫球蛋白的变化同原发病有关。补体激活旁路 B 因子的缺乏可损害机体对细菌的作用，这是肾病综合征患者易发生感染的原因之一。纤维蛋白原和凝血因子 Ⅴ、Ⅶ、Ⅹ 可升高；血小板也可轻度升高；抗凝血酶Ⅲ可从尿中丢失而导致严重减少；C 蛋白和 S 蛋白浓度多正常或升高,但其活性降低;血小板凝聚力增加和β血栓球蛋白升高,后者可能是潜在的自发性血栓形成的一个征象。

三、肾病综合征的常见并发症

(一)感染

感染是肾病综合征最常见且严重的并发症。该病患者对感染的抵抗力下降的主要原因如下:①免疫抑制剂的长期使用引起机体免疫损害。②尿中丢失大量IgG。③B因子(补体的替代途径成分)的缺乏导致机体对细菌免疫作用有缺陷。④营养不良时,机体非特异性免疫应答能力减弱,造成机体免疫功能受损。⑤大量转铁蛋白和锌从尿中丢失。转铁蛋白为维持正常淋巴细胞功能所必需的,锌离子浓度与胸腺素合成有关。⑥局部因素:胸腔积液、腹水、皮肤高度水肿,引起的皮肤破裂和严重水肿使局部体液因子稀释、防御功能减弱,均为肾病综合征患者的易感因素。细菌感染是肾病综合征患者的主要死因之一,严重的感染主要发生于有感染高危因素的患者,如高龄、全身营养状态较差、长期使用糖皮质激素(简称激素)和/或免疫抑制剂及严重低蛋白血症患者。临床上常见的感染有原发性腹膜炎、蜂窝织炎、呼吸道感染和泌尿道感染等。一旦感染诊断成立,应立即予以相应治疗,并根据感染的严重程度,减量或停用激素和免疫抑制剂。

(二)静脉血栓形成

肾病综合征患者存在高凝状态,主要是由于血中凝血因子改变。血中凝血因子改变包括因子Ⅸ、因子Ⅺ水平下降,因子Ⅴ、因子Ⅷ、因子Ⅹ、纤维蛋白原、β血栓蛋白和血小板的水平升高,血小板的黏附力和凝聚力增强,抗凝血酶Ⅲ和抗纤溶酶活力降低。因此,促凝集和促凝血因子的升高、抗凝集和抗凝血因子的下降及纤维蛋白溶解机制的损害,是肾病综合征患者产生高凝状态的原因和静脉血栓形成的基础。激素和利尿剂的应用为静脉血栓形成的加重因素。高脂血症亦是引起血浆黏滞度增加的因素。

发生肾病综合征时,当血浆清蛋白低于20 g/L时,肾静脉血栓形成的危险性增加。肾静脉血栓在膜性肾病患者中的发生率可高达50%,在其他病理类型中,其发生率为5%~16%。肾静脉血栓形成的急性型患者可表现为突然发作的腰痛、血尿、尿蛋白增加和肾功能减退。慢性型患者无任何症状,但血栓形成后的肾淤血常使蛋白尿加重,患者出现血尿或对治疗反应差,有时医师易误认为激素剂量不足或激素拮抗等而增加激素的用量。要明确诊断,需进行肾静脉造影,血管多普勒超声、CT、MRI等无创伤性检查也有助于诊断。血浆β血栓蛋白增高提示潜在的血栓形成，血中仅 α_2 抗纤维蛋白溶酶增加也被认为是肾静脉血栓形成的标志。外周深静脉血栓形成率约为6%。外周深静脉血栓常见于小腿深静脉，仅12%有临床症状，25%可由多普勒超声发现。肺栓塞的发生率为7%，有12%的肺栓塞无临床症状。其他静脉累及罕见。

（三）急性肾损伤

急性肾损伤为肾病综合征最严重的并发症。急性肾损伤指患者在48小时内血清肌酐绝对值升高26.5 μmol/L（0.3 mg/dL），或较原先值升高50%，或每小时尿量少于0.5 mg/kg，且持续6小时以上。常见的病因如下：①肾病综合征常有低蛋白血症及血管病变，特别是老年患者多伴肾小动脉硬化，对血容量变化及血压下降非常敏感，呕吐、腹泻所致体液丢失，有腹水，使用大量利尿剂及抗高血压药物都能使血压进一步下降，导致肾灌注骤然减少，进而使肾小球滤过率降低，并由急性缺血后肾小管上皮细胞肿胀、变性及坏死导致急性肾损伤。②低蛋白血症可引起周围组织水肿，也会导致肾间质水肿。肾间质水肿压迫肾小管，使近端小管鲍曼囊静水压升高，生长因子受体减少。③药物引起急性间质性肾炎。④双侧肾静脉血栓形成。⑤蛋白管型堵塞远端肾小管可能是肾病综合征患者发生急性肾衰竭的机制之一。⑥有急进性肾小球肾炎。⑦有肾炎活动。⑧有心源性因素，老年患者常因感染诱发心力衰竭。心排血量减少1 L/min，即可使肾小球滤过率降低24 mL/min，故原发性肾病综合征患者若心力衰竭前血肌酐为177 μmol/L（2 mg/dL），则轻度心力衰竭后血肌酐浓度可能成倍上升，严重者导致少尿。

（四）肾小管功能减退

肾病综合征患者的肾小管功能减退，多见于儿童。其机制是肾小管对滤过蛋白大量重吸收使肾小管上皮细胞受到损害。肾小管功能减退常表现为糖尿、氨基酸尿、高磷酸盐尿、肾小管性失钾和高氯性酸中毒，出现多种肾小管功能缺陷常提示预后不良。肾小球疾病减少肾小管血供和肾小球疾病合并乙型肝炎病毒感染导致肾小管损伤亦是肾小管功能减退的常见原因。

（五）骨和钙代谢异常

有肾病综合征时血液循环中的维生素D结合蛋白（分子量65 000）和维生素D复合物从尿中丢失，使血中1,25-$(OH)_2D_3$ 水平下降，致使肠道钙吸收不良和骨质对甲状旁腺激素耐受，因而肾病综合征患者常表现有低钙血症。此外，体内部分钙与清蛋白结合，随尿排出体外，使钙丢失，亦是造成低钙血症的常见原因。

(六)内分泌及代谢异常

肾病综合征患者经尿丢失甲状腺结合球蛋白(TBG)和皮质类固醇结合球蛋白(CBG)。临床上该病患者的甲状腺功能可正常,但血清 TBG 和 T_3 含量常下降,游离 T_3 和 T_4、促甲状腺激素水平正常。由于血中 CBG 和17-羟皮质类固醇含量降低,游离和结合皮质醇的比值可改变,组织对药理剂量的皮质醇反应也不同于正常。由于铜蓝蛋白、转铁蛋白和清蛋白从尿中丢失,肾病综合征常有血清铜、血清铁和血清锌浓度的下降。锌缺乏可引起阳痿、味觉障碍、伤口难愈及细胞介导的免疫受损等。持续转铁蛋白减少可引起临床上对铁剂治疗有抵抗性的小细胞低色素性贫血。此外,严重低蛋白血症可导致持续性的代谢性碱中毒,血浆蛋白减少 10 g/L,则血浆重碳酸盐会相应增加 3 mmol/L。

四、诊断与鉴别诊断

临床上根据大量蛋白尿(3～3.5 g/d)、低蛋白血症(＜30 g/L)、水肿和高脂血症 4 个特点,即可做出肾病综合征的诊断;若仅有大量蛋白尿和低蛋白血症,而无水肿和高脂血症,也可考虑该诊断。确定肾病综合征后,应区别是原发性还是继发性,两者病因各异,治疗方法不一,一般需先排除继发性因素才能考虑原发性,故对常见继发性病因应逐一排除。继发性肾病综合征患者常伴有全身症状(如皮疹、关节痛、各脏器病变)、血沉加快、血 IgG 含量升高、血清补体下降等征象,原发性肾病综合征罕见。肾组织检查对病理类型诊断十分重要,对指导治疗十分有帮助,多数情况下也可做出病因诊断,但有时相同病理改变可由多种病因引起,故临床上必须结合病史、体征、实验室检查结果、病理形态、免疫荧光检查及电镜检查等做出综合诊断与鉴别诊断。

五、治疗

(一)对引起肾病综合征的原发病的治疗

1.糖皮质激素

一般认为,糖皮质激素只有对微小病变性肾病的疗效最为肯定,故首选治疗原发性肾病综合征中的原发性肾小球肾病(微小病变)。一般对微小病变用泼尼松,首剂量为 0.8～1 mg/(kg · d),治疗8 周,对有效者应逐渐减量,一般每 1～2 周减原剂量的 10%～20%,剂量越少,递减的量越少,减量速度越慢。激素的维持量和维持时间因病例不同而异,以不出现临床症状而采用的最小剂量为度,以低于15 mg/d为宜。成人首次治疗的完全缓解率可达 80%或 80%以上。在维持阶段有体重变化、感染、手术和妊娠等情况时应调整激素用量。对经8周以上正规治疗无效的病例，需排除影响疗效的因素，如感染、水肿所致的体重增加和肾静脉血栓形成，应尽可能及时诊断与处理。若无以上情况存在，常规治疗8周无效不能认为是对激素抵抗，激素使用到12周才奏效的患者很多。

除微小病变外，激素还适用于膜性肾病、部分局灶性节段性肾小球硬化。激素对增生明显的病理类型亦有一定的疗效，对伴有肾间质各种炎症细胞浸润也有抑制作用。临床上对病理上有明显的肾间质炎症病变、肾小球弥散性增生、细胞性新月体形成、血管纤维素样坏死以及有渗出性病变等活动性改变的患者，特别是伴有近期血肌酐升高者，应予以甲基泼尼松龙静脉滴注治疗，剂量为120～240 mg/d，疗程3～5天，以后酌情减为40～80 mg/d并尽早改为小剂量，这样可减少感染等不良反应。此外，肾病综合征伴严重水肿患者的胃肠道黏膜亦有明显肿胀，影响口服药物的吸收，应改为静脉用药。

长期应用激素可产生很多不良反应，有时相当严重。激素导致的蛋白质高分解状态可加重氮质血症，促使血尿酸含量升高，诱发痛风，加剧肾功能减退。大剂量应用有时可加剧高血压，促发心力衰竭。长期使用激素时的感染症状有时可不明显，特别容易延误诊断，使感染扩散。长期应用激素可加重肾病综合征的骨病，甚至产生股骨颈缺血性坏死和白内障等。因此，临床上强调适时、适量用药和密切观察，对难治性肾病综合征患者要时时权衡治疗效果与治疗风险。

2.细胞毒性药物

对激素治疗无效、激素依赖型、反复发作型，或因不能耐受激素的不良反应、全身情况尚可、无禁忌证的肾病综合征可以试用细胞毒性药物治疗。此类药物多非选择性杀伤各型细胞，可降低人体的抵抗力，存在诱发肿瘤的危险，因此，它仅作为二线治疗药物，应掌握用药指征及疗程。对严重肾病综合征(特别是高度水肿、血清蛋白≤20 g/L)，有学者不选择环磷酰胺(CTX)治疗。目前临床上常用的为CTX、硫唑嘌呤和苯丁酸氮芥(CB1348)，三者选一，首选CTX。CTX作用于G_2期即DNA合成后期、有丝分裂前期，起到抑制细胞DNA合成、干扰细胞增生并降低B淋巴细胞功能、抑制抗体形成的作用。约30%活性CTX经肾脏排泄，故肾功能减退者慎用。CTX的参考用量为1.5～2.5 mg/(kg·d)，起始宜从小剂量开始，疗程为8周，以静脉注射或滴注为主。对微小病变、膜性肾炎引起的肾病综合征，有学者主张选用CTX间歇静脉滴注治疗，参考剂量为8～10 mg/(kg·次)，每3～4周1次，连用5～6次，以后按患者的耐受情况延长用药间隙期，总用药剂量可达6～12 g。间歇静脉给药的目的为减少激素用量，降低感染并发症并提高疗效，但应根据肝、肾功能和血白细胞数选择剂量。应用细胞毒性药物应定期测定血常规和血小板计数、肝功能和尿常规，注意造血功能抑制、病毒和细菌感染及出血性膀胱炎等。

硫唑嘌呤每天剂量为 50～100 mg；苯丁酸氮芥 0.1 mg/(kg・d)，分 3 次口服，疗程为 8 周，累积总量达 7～8 mg/kg 则易发生毒性不良反应。对用药后缓解、停药又复发者多不主张进行第二次用药，以免产生毒性反应。目前这两种药已较少应用。

3.环孢素 A(CsA)

CsA 能可逆性抑制 T 细胞增生，降低 Th 细胞的功能，减少 IL-2 和其他淋巴细胞因子的生成和释放。新剂型的 CsA 吸收快。目前临床上 CsA 对微小病变、膜性肾病和膜增生性肾炎的疗效较好。与激素和细胞毒性药物相比，应用 CsA 的优点是减少蛋白尿及改善低蛋白血症的疗效可靠，不影响生长发育，不抑制造血细胞功能。但此药亦有多种不良反应，严重的不良反应为肾毒性、肝毒性。其肾损害发生率为 20%～40%，长期应用可导致间质纤维化，个别病例在停药后易复发，故不宜长期用此药治疗肾病综合征，更不宜轻易将此药作为首选药物。CsA 治疗的起始剂量为3.5～4 mg/(kg・d)，分2 次给药，使血药浓度的谷值为75～200 μg/mL(全血，HPLC 法)，可同时加用硫氮唑酮，每次 30 mg，每天 3 次，以提高血药浓度、减少 CsA 的剂量。一般在用 CsA 后 2～8 周起效，但个体差异很大，个别患者则需更长的时间才显效，见效后应逐渐减量。用药过程中出现血肌酐含量升高，应警惕 CsA 致肾损害的可能。血肌酐为 221 μmol/L (2.5 mg/dL)，不宜使用 CsA。疗程一般为 3～6 个月，复发者再用仍有效。

4.麦考酚吗乙酯

该药选择性地抑制 T 细胞增生和 B 细胞增生，对肾小球系膜细胞增生亦有抑制作用，此外抑制血管细胞黏附分子，对血管炎症亦有较好的抑制作用，故近几年来已广泛用于治疗小血管炎和狼疮性肾炎，并试用于治疗原发性肾小球疾病特别是膜性肾炎、系膜增生性肾炎和 IgA 肾病。参考剂量为 1.5～2 g/d，维持量为 0.5～1.0 g/d，疗程为 3～6 个月，不良反应为腹泻、恶心、呕吐和疱疹病毒感染等，该药由于费用高昂尚不能列为首选药物。

(二)对症治疗

1.休息

肾病综合征患者应绝对休息，直到尿蛋白消失或减至微量 3 个月后再考虑部分复课或半天工作。

2.低蛋白血症治疗

(1)饮食疗法:肾病综合征患者通常存在负氮平衡,如能摄入高蛋白饮食,则有可能改善氮平衡。但肾病综合征患者摄入过多蛋白会导致尿蛋白增加,加重肾小球的损害。因此,建议每天蛋白摄入量为 1 g/kg,每摄入 1 g 蛋白质,必须同时摄入非蛋白热量 138 kJ(33 kcal)。摄入的蛋白质应为优质蛋白,如牛奶、鸡蛋、鱼、肉类。

(2)静脉注射或滴注清蛋白:使用人血清蛋白应严格掌握适应证。①血清蛋白浓度低于25 g/L,伴全身水肿或胸腔积液、心包腔积液。②使用呋塞米利尿后,出现血浆容量不足的临床表现。③肾间质水肿引起急性肾衰竭。

3.对水肿的治疗

(1)限钠饮食:肾功能正常者每天摄入的钠盐可由尿液等量排出,但肾病综合征患者常因水肿、使用激素、以中药治疗、伴有高血压等,应适量限制食盐的摄入。但患者多同时使用袢利尿剂,加之长期限钠后患者食欲缺乏,影响了蛋白质和热量的摄入,可导致体内缺钠,甚至出现低钠性休克,应引起注意。建议饮食中的食盐含量为 3～5 g/d,应根据水肿程度、有无高血压、血钠浓度、激素剂量等调整钠的摄入量,必要时测定尿钠排出量,作为钠的摄入量的参考。

(2)利尿剂:袢利尿剂,如呋塞米(速尿)和布美他尼(丁尿胺)。一般呋塞米的剂量为20～40 mg/d,布美他尼的剂量为 1～3 mg/d。严重水肿,应以静脉用药为妥,若使用静脉滴注,应以生理盐水 50～100 mL 稀释。噻嗪类利尿剂对肾病综合征严重水肿的效果较差,现已被袢利尿剂替代。排钠保钾利尿剂螺内酯(安体舒通)的常用剂量为 60～120 mg/d,单独使用此类药物效果较差,故常合用该类药物与排钾利尿剂。渗透性利尿剂可经肾小球自由滤过而不被肾小管重吸收,从而增加肾小管的渗透浓度,阻止近端小管和远端小管对水、钠的重吸收,达到利尿效果。对无明显肾功能损害的高度水肿患者可间歇、短程使用甘露醇125～250 mL/d,但对肾功能损害者慎用。对用利尿剂无效的全身高度水肿患者可根据肾功能情况选用单纯超滤或连续性血液滤过,每天超滤量一般不超过 2 L。

4.对高凝状态的治疗

肾病综合征患者特别是重症患者有不同程度的血液高凝状态,当血浆清蛋白低于20～25 g/L时,有静脉血栓形成的可能。因此,抗凝治疗应列为肾病综合征患者常规预防性治疗措施。目前临床常用的抗凝药物如下。

(1)肝素:主要通过激活抗凝血酶Ⅲ(ATⅢ)的活性而发挥作用。常用剂量为 50～75 mg/d，静脉滴注，使 ATⅢ活力单位为 90%以上。肝素与清蛋白均为负电荷物质，两者电荷相斥，故肝素可减少肾病综合征的尿蛋白排出。可以皮下注射小分子量肝素 5 000 U，每天 1 次，但价格昂贵，所以小分子肝素不被列为首选抗凝药物。

(2)尿激酶：直接激活纤溶酶原，使纤维蛋白溶解。常用剂量为每天 2×10^{4}～8×10^{4} 单位，使用时从小剂量开始，并可与肝素同时静脉滴注。

(3)华法林：抑制肝细胞内维生素 K 依赖因子Ⅱ、Ⅶ、Ⅸ、Ⅹ的合成，常用剂量为 2.5 mg/d，口服。应监测凝血酶原时间，使其为正常人凝血酶原时间的 50%～70%。

对有静脉血栓形成者的治疗：①手术移去血栓。②溶栓：经介入导管在肾动脉端一次性注入尿激酶 24×10^{4} 单位以溶解肾静脉血栓，此方法可重复应用。③全身静脉抗凝，即使用肝素加尿激酶，尿激酶每天 4×10^{4}～8×10^{4} 单位，可递增至每天 12×10^{4} 单位，疗程为 2～8 周。

抗凝和溶栓治疗均有潜在出血的可能，在治疗过程中应加强观察和监测。对有出血倾向者，低分子肝素相对安全；对尿激酶的治疗剂量偏大者，应测定优球蛋白的溶解时间，以维持在 90～120 分钟为宜；对长期口服抗凝剂者应监测凝血酶原时间，叮嘱患者勿超量服用抗凝剂。

5.对高脂血症的治疗

对于肾病综合征患者，高脂血症与低蛋白血症密切相关，提高血清蛋白的浓度可降低高脂血症的程度，但对肾病综合征多次复发、病程较长者，其高脂血症持续时间久，部分患者即使在肾病综合征缓解后，高脂血症仍持续存在。近年来一些学者认识到高脂血症对肾脏疾病进展的影响，而一些治疗肾病综合征的药物(如肾上腺皮质激素及利尿药)可加重高脂血症，故目前学者多主张对肾病综合征的高脂血症使用降脂药物。可选用的降脂药物有以下几种。①纤维酸类药物：非诺贝特每天 3 次，每次 100 mg；吉非贝齐每天 2 次，每次 600 mg，其降血甘油三酯的作用强于降胆固醇。此类药物偶尔引起胃肠道不适和血清转氨酶含量升高。②HMG-CoA 还原酶抑制剂(羟甲基戊二酰辅酶 A 还原酶抑制剂)：用于降低血胆固醇的浓度。普伐他汀 10～20 mg/d 或氟伐他汀 20～40 mg/d，此类药物主要使细胞内 TC 下降，降低血浆 LDL-C 浓度，减少肝细胞产生的 VLDL 及 LDL。阿托伐他汀 20 mg，每天 1 次，既可降低血胆固醇，亦可控制甘油三酯。③ACEI：主要作用有降低血浆中胆固醇及甘油三酯浓度，使血浆中 HDL 的含量升高，而且其主要的载脂蛋白 ApoAⅠ和 ApoAⅡ的含量也升高，可以加速清除周围组织中的胆固醇，减少 LDL 对动脉内膜的浸润，保护动脉管壁。此外，ACEI 可有不同程度地降低蛋白尿的作用。

6.对急性肾损伤的治疗

肾病综合征合并急性肾损伤时因病因不同而治疗方法各异。对于由血流动力学因素所致者，主要治疗原则包括合理地使用利尿剂、激素，纠正低血容量和使用透析疗法。血液透析不仅控制氮质血症，维持电解质、酸碱平衡，还可较快清除体内潴留的水分。肾间质水肿所致的急性肾衰竭经上述处理后，肾功能恢复较快。使用利尿剂时需注意：①适时使用利尿剂。肾病综合征伴急性肾衰竭、有严重低蛋白血症者，未补充血浆清蛋白就使用大剂量利尿剂，会加重低蛋白血症和低血容量，使肾衰竭更趋于恶化。故应在补充血浆清蛋白后(每天静脉滴注 10～50 g 人体清蛋白)再给予利尿剂。一次过量补充血浆清蛋白又未及时用利尿剂可能导致肺水肿。②适量使用利尿剂。由于肾病综合征患者有相对血容量不足和低血压倾向，用利尿剂应以每天尿量为 2 L 左右或体重每天下降1 kg左右为宜。③伴血浆肾素水平升高的患者，使用利尿剂后血容量下降、使血浆肾素水平更高，利尿治疗不但无效，反而加重病情。对此类患者只有纠正低蛋白血症和低血容量后再用利尿剂，才有利于肾功能的恢复。对肾间质活动病变应加用甲基泼尼松龙。

肾病综合征合并急性肾损伤一般为可逆性，大多数患者在治疗后，随着尿量增加，肾功能逐渐恢复。少数患者在病程中多次发生的急性肾衰竭也可恢复。预后与急性肾衰竭的病因有关，一般来说，急进性肾小球肾炎、肾静脉血栓形成的急性肾衰竭预后较差，而单纯与肾病综合征相关者预后较好。

六、肾病综合征的护理

(一)护理诊断

1.体液过多

体液过多与低蛋白血症致血浆胶体渗透压下降有关。

2.有感染的危险

有感染的危险与皮肤水肿、大量蛋白尿致机体营养不良，免疫抑制剂和细胞毒性药物的应用致机体免疫功能低下有关。

3.营养失调

营养低于机体需要量与蛋白质丢失、食欲下降及饮食限制有关。

4.焦虑

焦虑与该病的病程长，易反复发作有关。

5.潜在并发症

潜在并发症有电解质紊乱、血栓形成、急性肾衰竭、心脑血管并发症、皮肤完整性受损。

(二)护理措施

1.休息与活动

(1)如果患者有全身严重水肿,血压高,尿量减少,应绝对卧床休息,最好取半坐卧位,以利于减轻心肺负担。

(2)如果患者水肿减轻,血压、尿量正常,可逐步进行简单的室内活动。

(3)恢复期患者应在其体能范围适当活动。整个治疗过程中患者应避免剧烈运动和劳累。

(4)护理人员应协助患者在床上做四肢运动,防止肢体血栓形成。

2.饮食适当

(1)患者应选择优质蛋白(动物性蛋白)1 g/(kg·d),当肾功能不全时,应根据肌酐清除率调整蛋白质的摄入量。

(2)患者的热量不少于 147 kJ/(kg·d),多食植物油、鱼油、麦片及豆类。

(3)水肿时患者应坚持低盐饮食,勿食腌制食品。

3.监测生命体征

护理人员应监测患者的生命体征、体重、腹围变化。

4. 观察用药后反应

护理人员应在应用激素、细胞毒性药物、利尿剂、抗凝药和中药时观察患者用药后反应,出现不良情况时应及时给予处理。

5.关注患者心理

护理人员应及时调整患者的负面情绪,根据评估资料,调动患者的社会支持系统,为患者提供最大限度的物质和精神支持。

(三)应急措施

(1)患者出现左心衰竭时,护理人员应立即协助患者取端坐位或半坐卧位,使其双腿下垂。

(2)护理人员应迅速建立静脉通路,遵医嘱静脉给予强心利尿剂。

(3)护理人员应给患者吸氧或20%~30%酒精湿化吸氧。

(4)必要时行血液透析。

七、健康教育

(1)护理人员应讲解积极预防感染的重要性,嘱患者讲究个人卫生,注意休息。

(2)护理人员应给予饮食指导,嘱患者严格限制盐和蛋白质的摄入。

(3)护理人员应嘱患者坚持遵守医嘱用药,切勿自行减量或停用激素,指导患者了解激素及细胞毒性药物的常见不良反应。

(4)护理人员应及时疏导患者,多交流、多沟通,及时反馈各种检查结果。

(5)护理人员应嘱患者出院后要定期门诊随访。

第四节 肾盂肾炎

肾盂肾炎是由各种病原微生物感染所引起的肾盂、肾盏及肾实质的感染性炎症,是泌尿系统感染中最常见的临床类型。肾盂肾炎为上尿路感染,尿道炎和膀胱炎为下尿路感染,而肾盂肾炎常伴有下尿路感染,临床上在感染难以定位时可统称为尿路感染。该病好发于女性,尤其多见于育龄期妇女、女婴、老年女性。

一、护理评估

(一)致病因素

1.病因

尿路感染最常见的致病菌是肠道革兰阴性杆菌,其中以大肠埃希菌最常见,其占70%以上,其次为副大肠埃希菌、变形杆菌、克雷伯菌、产气杆菌、沙雷杆菌、产碱杆菌和葡萄球菌等。致病菌常为1种,极少数为2种以上细菌混合感染。该病偶尔可由真菌、病毒和原虫感染引起。

2.易感因素

由于机体具有多种防御尿路病原微生物感染的机制,所以,正常情况下细菌进入膀胱不会引起肾盂肾炎的发生。主要易感因素如下。

(1)尿路梗阻和尿流不畅:是最主要的易感因素,以尿路结石最常见。尿路不畅时,尿路的细菌不能被及时冲刷清除出尿道,在局部生长和繁殖,易引起肾盂肾炎。

(2)解剖因素:女性尿道短、直而宽,尿道口距离肛门、阴道较近,易被细菌污染,故易发生上行感染。

(3)尿路器械操作:应用尿道插入性器械时,如留置导尿管、膀胱镜检查、尿道扩张,可损伤尿道黏膜,或使细菌进入膀胱和上尿路而致感染。

(4)机体抵抗力低下:糖尿病、重症肝病、癌症晚期、艾滋病、长期应用激素和免疫抑制药等易发生尿路感染。

3.感染途径

(1)上行感染:为最常见的感染途径,病原菌多为大肠埃希菌,多见于女性。细菌由尿道外口经膀胱、输尿管逆流上行到肾盂,引起肾盂炎症,再经肾盏、肾乳头至肾实质。

(2)血行感染:致病菌多为金黄色葡萄球菌。病原菌从体内感染灶(如扁桃体炎、鼻窦炎、龋齿或皮肤化脓性感染)侵入血流,到达肾皮质,引起多发性小脓肿,再沿肾小管向下扩散至肾乳头、肾盂及肾盏,引起肾盂肾炎。

(3)淋巴道感染:病原菌从邻近器官的病灶经淋巴管感染。

(4)直接感染:因外伤或肾、尿路附近的器官与组织感染,细菌直接蔓延至肾,引起肾盂肾炎。

(二)身体状况

按病程和病理变化可将肾盂肾炎分为急性和慢性两型。

1.急性肾盂肾炎

(1)起病急剧:病程不超过半年。

(2)全身表现:常有寒战、高热,体温升高达 38.5~40 ℃,常伴有全身不适、头痛、乏力、食欲缺乏、恶心、呕吐等全身毒血症症状。

(3)泌尿系统表现:可有腰痛、肾区不适、尿路刺激征、上输尿管点或肋腰点压痛、肾区叩击痛。重者尿外观浑浊,呈脓尿、血尿。

2.慢性肾盂肾炎

急性肾盂肾炎反复发作,迁延不愈,病程超过半年即转为慢性肾盂肾炎。慢性肾盂肾炎的症状一般较轻,或仅有低热、倦怠,无尿路感染症状,但多次尿细菌培养均呈阳性,称无症状细菌尿。急性发作时症状与急性肾盂肾炎的症状相似,如不及时治疗可导致肾功能减退,最终可发展为肾衰竭。

3.并发症

常见并发症有慢性肾衰竭、肾盂积水、肾盂积脓、肾周围脓肿等。

(三)心理社会状况

由于起病急,症状明显,女性患者羞于检查,或反复发作迁延不愈,患者易产生焦虑、紧张和悲观情绪。

(四)实验室及其他检查

1.尿常规检查

尿液外观浑浊;急性期尿沉渣镜检可见大量白细胞和脓细胞,如出现白细胞管型,对肾盂肾炎有诊断价值;少数患者有肉眼血尿。

2.血常规检查

急性期白细胞总数及中性粒细胞数升高。

3.尿细菌学检查

尿细菌学检查是诊断肾盂肾炎的主要依据。新鲜、清洁中段尿经细菌培养,菌落计数$\geqslant 10^5$/mL为阳性,菌落计数低于10^4/mL为污染,如介于两者之间为可疑阳性,需复查或结合病情判断。

4.肾功能检查

急性肾盂肾炎患者的肾功能多无改变,慢性肾盂肾炎患者可有夜尿增多、尿比重低而固定,晚期可出现氮质血症。

5.X线检查

X线腹部平片及肾盂造影可了解肾的大小、形态、肾盂肾盏变化以及尿路有无结石、梗阻、畸形等情况。

6.超声检查

超声检查可准确判断肾的大小、形态以及有无结石、囊肿、肾盂积水等。

二、护理诊断及医护合作性问题

(一)体温过高

体温过高与细菌感染有关。

(二)排尿异常

排尿异常与尿路感染所致的尿路刺激征有关。

(三)焦虑

焦虑与症状明显或病情反复发作有关。

(四)潜在并发症

潜在并发症有慢性肾衰竭、肾盂积水、肾盂积脓和肾周围脓肿。

三、治疗及护理措施

(一)治疗要点

1.一般治疗

急性期全身症状明显者应卧床休息,饮食应富有热量和维生素并易于消化。患者高热脱水时护理人员应给予静脉补液,鼓励患者多饮水、勤排尿,促使细菌及炎性渗出物迅速排出。

2.抗菌药物治疗

原则上应根据致病菌和药敏试验结果选用抗菌药,但由于大多数病例为革兰阴性杆菌感染,对急性型患者常不等尿培养结果,即首选对此类细菌有效、在尿中浓度高的药物治疗。

(1)常用药物:①喹诺酮类(如环丙沙星、氧氟沙星)为目前治疗尿路感染的常用药物,病情轻者可口服用药;较严重者宜静脉滴注,环丙沙星 0.25 g 或氧氟沙星 0.2 g,每 12 小时 1 次。②氨基糖苷类,可选用庆大霉素,肌内注射或静脉滴注。③头孢菌素类,可选择头孢唑啉,肌内注射或静脉注射。④磺胺类,可选择口服复方磺胺甲基异噁唑(复方新诺明)。

(2)疗效与疗程:若药物选择得当,用药 24 小时后症状即可好转,如经 48 小时仍无效,应考虑更换药物。用抗菌药至症状消失,尿常规转阴和尿培养连续 3 次呈阴性后 3～5 天为止。急性肾盂肾炎的一般疗程为10～14 天,疗程结束后每周复查尿常规和尿细菌培养 1 次,共 2～3 周,若均为阴性,可视为临床治愈。慢性肾盂肾炎的疗程应适当延长,选用敏感药物联合治疗,疗程为 2～4 周;或轮换用药,每组使用 5～7 天,查尿细菌,如连续 2 周(每周 2 次)尿细菌检查结果呈阴性,6 周后再复查1 次仍为阴性,则为临床治愈。

(二)护理措施

1.病情观察

护理人员应观察患者的生命体征,尤其是体温变化;观察尿路刺激征及伴随症状的变化,有无并发症等。

2.生活护理

(1)休息:护理人员应为患者提供安静、舒适的环境,增加休息和睡眠时间。高热患者应卧床休息,体温超过 39 ℃时需行冰敷、乙醇擦浴等措施进行物理降温。

(2)饮食护理:护理人员应给予患者高蛋白、富含维生素和易消化的清淡饮食,鼓励患者多饮水,每天饮水量不少于2 000 mL。

3.药物治疗的护理

(1)护理人员应遵医嘱用药,对轻症者尽可能单一用药,让其口服有效抗生素 2 周;对严重感染宜联合用药,采用肌内注射或静脉给药;对已有肾功能不全者,则避免应用肾毒性抗生素。

(2)护理人员应观察药物的疗效,协助医师判断停药指征。

(3)护理人员应注意药物的不良反应。诺氟沙星、环丙沙星可引起轻微消化道反应、皮肤瘙痒等。氨基糖苷类药物对肾脏和听神经有毒性作用,可引起耳鸣、听力下降,甚至耳聋。服磺胺类药物期间要多饮水和服用碳酸氢钠以碱化尿液,增强疗效和减少磺胺结晶的形成。

4.尿细菌学检查的标本采集

(1)患者在使用抗生素前或停药 5 天后留取尿标本。

(2)患者留取清洁的中段尿标本前用肥皂水清洗外阴部,不宜用消毒剂。护理人员应指导患者留取尿标本于无菌容器内,于 1 小时内送检。

(3)患者最好取清晨第 1 次(尿液在膀胱内停留 6～8 小时或以上)的清洁、新鲜的中段尿送检,以提高阳性率。

(4)护理人员应注意尿标本中勿混入消毒液;女性患者留取尿标本时应避开月经期,防止阴道分泌物及经血混入。

5.心理护理

护理人员应向患者说明紧张情绪不利于尿路刺激征的缓解,指导患者放松,消除紧张情绪及恐惧心理,树立战胜疾病的信心,鼓励患者积极配合治疗。

6.健康教育

(1)护理人员应向患者及其家属讲解肾盂肾炎发病和加重的相关因素,应积极治疗和消除易感因素。护理人员应尽量避免导尿及尿道器械检查,如果必须进行,应严格无菌操作,术后给患者应用抗菌药以防泌尿系统感染。

(2)护理人员应指导患者保持良好的生活习惯,合理饮食,多饮水,勤排尿,尽量不留残尿;保持外阴清洁,嘱女性患者忌盆浴,注意月经期、妊娠期、产褥期卫生。

(3)患者应加强锻炼,提高机体抵抗力。

(4)育龄妇女患者在急性期治愈后 1 年内应避免妊娠。疾病与性生活有关的反复发作患者应于性生活后立即排尿和行高锰酸钾坐浴。

(5)护理人员应告知患者遵医嘱坚持按疗程应用抗菌药物是最重要的治疗措施,嘱患者不可随意增减药量或停药,以达到彻底治愈的目的,避免因治疗不彻底而演变为慢性肾盂肾炎。慢性肾盂肾炎患者应按医嘱用药,定期检查尿液,若出现症状,立即就医。

第五章

内分泌科护理

第一节　痛　　风

一、疾病概述

痛风(gout)是嘌呤代谢障碍或尿酸排泄障碍引起的代谢性疾病，但痛风发病有明显的异质性，除高尿酸血症外可表现为急性关节炎、痛风石沉积、慢性关节炎、关节畸形、慢性间质性肾炎和尿酸性尿路结石。随着经济发展和生活方式改变，其患病率逐渐上升。痛风的发病年龄为30～70岁，男性的发病年龄有年轻化趋势，一般成人仅有10%～20%的高尿酸血症者发生痛风，老年人高尿酸血症的患病率达24%以上。高尿酸血症发生的男女比例为2∶1，而痛风发病的男女比例为20∶1，即95%的痛风患者是男性。这是因为一般来说男性喜饮酒，喜食富含嘌呤、蛋白质的食物，使体内尿酸增加，排出减少。

(一)相关病理生理

痛风的发生取决于血尿酸的浓度和尿酸在体液中的溶解度。血尿酸的平衡取决于嘌呤的吸收、代谢和排泄。①嘌呤的吸收：体内的尿酸20%来源于摄取的富含嘌呤的食物，摄入该类食物过多可诱发痛风。②嘌呤的代谢：尿酸是嘌呤代谢的终产物，正常人的约1/3的尿酸在肠道经细菌降解处理，约2/3经肾以原型排出。体内80%的尿酸来源于生物合成。参与尿酸代谢的嘌呤核苷酸有3种：次黄嘌呤核苷酸、腺嘌呤核苷酸、鸟嘌呤核苷酸。在嘌呤代谢的过程中，各环节都有酶参与调控，一旦酶发生异常，即可发生血尿酸增多或减少。③嘌呤的排泄：在原发性痛风中，80%～90%的病例的直接发病机制是肾小管对尿酸盐的清除率下降或重吸收率升高。痛风意味着尿酸盐结晶、沉积所致的反应性关节炎或痛风石疾病。

(二)病因与诱因

临床上仅有部分高尿酸血症的患者发展为痛风,确切原因不清。临床上分为原发性和继发性痛风两大类。原发性痛风基本属于遗传性的,与肥胖、原发性高血压、血脂异常、糖尿病、胰岛素抵抗关系密切。继发性痛风主要由肾病、血液病等疾病或药物、高嘌呤食物等引起。

(三)临床表现

痛风临床多见于40岁以上的男性,女性多在绝经期后发病。

1.无症状期

早期症状不明显,有些患者可终身不出现症状,仅有血尿酸持续性或波动性升高。随着年龄增长,其患病率也增大,且与高尿酸血症的水平和持续时间有关。

2.急性关节炎期

急性关节炎期常有以下特点:①患者多在夜间或清晨突然起病,多有剧痛,数小时内出现受累关节的红、肿、热、痛和功能障碍,这最常见于单侧拇趾及第1跖趾关节,其次为踝、膝、腕、指、肘等关节。②用秋水仙碱治疗后,关节炎症状可迅速缓解。③患者发热,白细胞计数增多。④初次发作常呈自限性,数天内自行缓解,受累关节局部皮肤出现脱屑和瘙痒,是该病特有的表现。⑤用偏振光显微镜检查关节腔滑囊液可见双折光的针形尿酸盐结晶,是确诊该病的依据。⑥患者有高尿酸血症。

3.痛风石及慢性关节炎期

痛风石(tophi)是痛风的特征性临床表现,是尿酸盐沉积所致,常见于耳轮、跖趾、指间和掌指关节,常为多关节受累,多见于关节远端,表现为关节肿胀、僵硬、畸形及周围组织的纤维化和变形,严重时患处皮肤发亮、变薄,破溃则有豆渣样的白色物质排出。

4.肾脏病变

肾脏病变分为痛风性肾病和尿酸性肾石病2种。前者早期仅有间歇性蛋白尿,随着病情的发展而呈持续性。晚期可发生肾功能不全,表现为水肿、高血压、血尿素氮和肌酐升高。少数表现为急性肾衰竭,出现少尿或无尿。10%～25%的痛风患者的肾脏有尿酸结石,呈泥沙样,常无症状,有结石者可发生肾绞痛、血尿。

(四)辅助检查

1.血尿酸测定

正常值:男性的血尿酸为150～380 μmol/L,女性的血尿酸为100～300 μmol/L。

2.尿酸测定

限制嘌呤饮食5天后,每天尿酸排出量超过3.57 mmol/L,可认为尿酸生成增多。

3.滑囊液或痛风石内容物检查

急性关节炎期行关节穿刺,提取滑囊液,在显微镜下检测,可见针形尿酸盐结晶。

4.X线检查

急性关节炎期可见非特征性软组织肿胀;慢性期或反复发作后可见软骨破坏,关节面不规则,特征性改变为骨质呈穿凿样,有虫蚀样圆形或弧形的透亮缺损。

5.计算机断层扫描(CT)与磁共振成像(MRI)检查

CT扫描受累部位可见不均匀的斑点状高密度痛风石影像。MRI的 T_1 和 T_2 加权图像呈斑点状低信号。

(五)主要治疗原则

目前尚无根治原发性痛风的方法。治疗原则:①控制高尿酸血症,预防尿酸盐沉积。②迅速终止急性关节炎的发作,防止复发。③防止尿酸结石的形成和肾功能损害。

(六)治疗

1.一般治疗

控制饮食总热量:限制饮酒和大量摄入高嘌呤食物(如动物的内脏);每天饮水2 000 mL以上以增加尿酸排泄;慎用抑制尿酸排泄的药物,如噻嗪类利尿药;避免诱发因素,积极治疗相关疾病。

2.高尿酸血症的治疗

(1)排尿酸药:抑制近端肾小管对尿酸盐的重吸收,增加尿酸的排泄量,降低尿酸水平,适用于肾功能良好者。当内生肌酐清除率＜30 mL/min时无效;已有尿酸盐结石形成或每天排出尿酸盐＞3.57 mmol时不宜使用。用药期间多饮水,并服用碳酸氢钠3～6 g/d。常用药物有苯溴马隆、丙磺舒、磺吡酮等。

(2)抑制尿酸生成药物：常用药物为别嘌醇，通过抑制黄嘌呤氧化酶，使尿酸的生成减少，适用于尿酸生成过多或不适合使用排尿酸药物者。

3.急性痛风性关节炎期的治疗

患者要绝对卧床休息，抬高患肢，避免负重，迅速使用秋水仙碱，越早用药疗效越好。

(1)秋水仙碱：是治疗急性痛风性关节炎的特效药，通过抑制中性粒细胞、单核细胞释放白三烯 B_4、白细胞介素-1 等炎症因子，同时抑制炎症细胞的变形和趋化，从而缓解炎症。不良反应有恶心、呕吐、厌食、腹胀和水样腹泻，如出现这些症状应及时调整剂量或停药；还可出现白细胞、血小板计数减少等，也会发生脱发。

(2)非甾体抗炎药：通过抑制花生四烯酸代谢中的环氧化酶活性，进而抑制前列腺素的合成而达到消炎、镇痛的作用。活动性消化性溃疡、消化道出血为禁忌证。常用药物有吲哚美辛、双氯芬酸、布洛芬、罗非昔布等。

(3)糖皮质激素：上述药物治疗无效或不能使用秋水仙碱和非甾体抗炎药时，可考虑使用糖皮质激素或促肾上腺皮质激素(ACTH)短程治疗。疗程一般不超过 2 周。

二、护理评估

(一)一般评估

1.生命体征

护理人员应每天监测患者的体温、脉搏、呼吸、血压。

2.关节与皮肤

护理人员应评估患者痛风石、关节炎的情况；评估皮肤的情况，如有无皮疹、剥脱性皮炎、出血性带状疱疹、过敏性皮炎。

3.相关记录

护理人员应记录患者的饮食、皮肤等情况，必要时记录饮水量。

(二)身体评估

1.视诊

护理人员应观察患者的痛风石、关节炎的情况，有无红、肿、热、痛等；观察全身皮肤情况，有无皮疹等异常。

2.触诊

护理人员应对患者的痛风石、关节炎的疼痛情况进行触诊；检查皮肤弹性，皮肤受压是否褪色等。

(三)心理评估

护理人员应评估患者对治疗的信心、对痛风相关知识的掌握情况。

(四)辅助检查

1.血尿酸

男性的血尿酸>420 μmol/L,女性的血尿酸>350 μmol/L,可诊断为高尿酸血症。血尿酸波动较大,应反复监测。限制嘌呤饮食5天后,如每天小便中尿酸排出量>3.57 mmol/L,则提示尿酸生成增多。

2.对滑囊液或痛风石检查

急性关节炎期行关节腔穿刺,抽取滑囊液,如见白细胞内有双折光现象的针形尿酸结晶,可作为确诊该病的依据。痛风结石活检也可见此现象。

3.对慢性并发症的检查

做全身关节和足部检查、疼痛评估等。

(五)主要用药的评估

1.对治疗高尿酸血症药的评估

评估与记录用药剂量、用药时间、药物不良反应。

2.对急性痛风性关节炎期治疗药物的评估

评估用药剂量、用药时间、药物不良反应,注意是否出现反跳现象。

三、主要护理诊断/问题

(一)疼痛

关节痛与痛风结石、关节炎症有关。

(二)躯体活动障碍

躯体活动障碍与关节受累、关节畸形有关。

(三)知识缺乏

患者缺乏关于痛风的用药知识和饮食知识。

(四)潜在并发症

潜在并发症为肾衰竭。

四、护理措施

(一)疾病知识指导

护理人员应指导患者与其家属有关痛风预防、饮食、治疗、活动等的相关知识,例如,注意避免进食高蛋白和高嘌呤的食物,忌饮酒,每天多饮水,饮水量>2 000 mL/d,特别是服排尿酸药物时更应多饮水,以帮助尿酸排出。

(二)保护关节指导

护理人员应指导患者日常生活中要注意:①活动时尽量使用大肌群,如能用肩部负重,就不用手提,能用手臂,就不用手指。②避免长时间持续进行重体力劳动。③经常变换姿势,保持受累关节舒适。④如有关节局部温热和肿胀,尽可能避免其活动。如运动后疼痛超过 1～2 小时,应暂时停止该项运动。

(三)药物服用的指导

排尿酸药、抑制尿酸生成药的服用量应逐渐递增,用药过程中应按要求对肝功能、肾功能和尿酸水平进行测定,注意胃肠道反应,有无皮疹、过敏性皮炎等不良情况。如发生上述不良反应,应减量。

(四)关节及皮肤护理

护理人员应指导患者保持关节功能位,防止变形;嘱患者保持皮肤清洁,防止外伤导致皮肤破损,一旦发生皮肤破损,应及时处理;如皮肤出现瘙痒,注意不要抓破皮肤。

五、护理效果评估

(1)患者血尿酸的水平正常。

(2)患者尿尿酸的检测结果正常。

(3)患者没有出现关节肿胀、畸形等并发症。

(4)患者及家属基本掌握痛风的相关知识,特别是预防和饮食的相关知识。

第二节　皮质醇增多症

皮质醇增多症又称库欣综合征,是多种原因使肾上腺皮质分泌过盛的糖皮质激素所引起的综合征。主要表现为向心性肥胖、多血质貌、皮肤紫纹、高血压等。女性患者多于男性患者，成人患者多于儿童患者。

一、病因

肾上腺皮质通常是在 ACTH 作用下分泌皮质醇，当皮质醇超过生理水平时，就反馈抑制 ACTH 的释放。该病的发生表明皮质醇或 ACTH 分泌调节失衡，或肾上腺无须 ACTH 作用就能自行分泌皮质醇，或是皮质醇对 ACTH 的分泌不能发挥正常的抑制作用。

(一)原发性肾上腺皮质病变——原发于肾上腺的肿瘤

其中皮质腺瘤约占 20%，皮质腺癌约占 5%，其生长与分泌不受 ACTH 控制。

(二)垂体瘤或下丘脑-垂体功能紊乱

继发于下丘脑-垂体病者可引起肾上腺皮质增生型皮质醇增多症或库欣病。

(三)异源 ACTH 综合征

肿瘤产生类 ACTH 活性物质，少数可能产生类促肾上腺皮质激素释放因子样物质，刺激肾上腺皮质增生，促使肾上腺皮质分泌过多的皮质类固醇。该综合征多见于肺燕麦细胞癌(约占异源 ACTH 综合征的 50%)，其次是胸腺癌与胰腺癌(约占异源 ACTH 综合征的 10%)。

(四)医源性糖皮质激素增多症

该症由长期大量应用糖皮质激素治疗所致。

二、临床表现

(一)体型改变

脂肪代谢障碍造成头、颈、躯干肥胖，即“水牛背”；两侧颊部脂肪堆积造成脸部轮廓呈圆形，即“满月脸”；嘴唇前突微开，前齿外露，呈多血质面容；四肢消瘦为临床诊断提供线索。

(二)蛋白质分解过多

蛋白质分解过多表现为皮肤变薄，真皮弹力纤维断裂，出现紫纹，肌肉消瘦，乏力，骨质疏松，容易发生骨折。

(三)水钠潴留

患者表现高血压、足踝部水肿。

(四)性腺功能障碍

性腺功能障碍表现为多毛,长痤疮、女性月经减少或停经、出现胡须、喉结增大等,男性可出现性欲减退、阴茎缩小、睾丸变软等。

(五)抵抗力降低

患者易发生真菌及细菌感染,甚至出现菌血症、败血症。

(六)精神障碍

患者常有不同程度的情绪变化,如烦躁、失眠,个别患者可发生偏执狂症。

三、检查

(一)生化检查

(1)尿 17-羟皮质类固醇(17-OHCS)>20 mg/24 h。

(2)经小剂量地塞米松抑制试验,皮质醇不能被抑制。

(3)尿游离皮质醇>110 μg/24 h。

(4)血浆皮质醇含量升高,昼夜节律消失。

(5)低血钾性碱中毒。

(二)肾上腺病变部位检查

做腹膜后充气造影、肾上腺同位素扫描、B 超或 CT 扫描等。

(三)蝶鞍部位检查

做 X 线蝶鞍正侧位片或断层 X 线检查、CT 扫描,如发现蝶鞍扩大,骨质破坏,说明垂体有占位性病变。

四、护理

(一)观察要点

(1)病情判断:皮质醇增多的临床表现如前所述,但由于病因不同,可有不同表现,应仔细观察,以提供临床诊断依据。肾上腺肿瘤所致的库欣综合征没有色素沉着,而垂体性库欣病和异源 ACTH 综合征由于血浆 ACTH 高,皮肤色素加深,且以异源 ACTH 综合征更为明显。肾上腺恶性肿瘤多见于儿童,并且多有性征改变。异源 ACTH 综合征由恶性肿瘤所致,患者消瘦、水肿明显,并且有严重低血钾性碱中毒。

(2)观察患者的体型异常状态的改变。

(3)观察患者的心率,有无高血压及心、脑缺血表现。

(4)观察患者有无发热等感染症状。

(5)观察患者的皮肤、肌肉、骨骼状态:有无皮肤干燥、皮下出血、痤疮、创伤化脓、四肢末梢发绀、水肿、多毛、肌力低下、乏力、疲劳感、骨质疏松与病理性骨折等。

(6)观察尿量、尿液性状改变:有无血尿、蛋白尿、尿糖。

(7)观察患者有无失眠、烦躁不安、抑郁、兴奋、精神异常等表现。

(8)观察患者有无电解质紊乱和糖尿病等症状。

(9)观察患者有无月经异常、性功能改变等。

(二)检查的护理

皮质醇增多症的确诊、病理分类及定位诊断依赖于实验室检查。有没有皮质醇增多症,是什么原因引起的,在做治疗之前,都需要检查清楚。

1.筛选试验

检查有无肾上腺皮质分泌的异常,方法如下:①测定 24 小时尿 17-OHCS、17-KS、游离皮质醇。②测定血浆皮质醇。③检查皮质醇分泌节律:正常皮质醇分泌呈昼夜节律性改变。清晨高,午夜低。检查时可分别于 8:00、16:00、24:00 抽血测皮质醇。皮质醇增多症患者不但分泌量改变,而且节律消失,下午血皮质醇浓度等于或高于清晨血皮质醇浓度。皮质醇节律消失是该病的早期表现。④小剂量地塞米松抑制试验(服地塞米松 0.5 mg,6 小时 1 次,共 48 小时),皮质醇增多症者不受小剂量地塞米松抑制。

2.定性试验

为了进一步鉴别肾上腺皮质为增生或肿瘤,可行大剂量地塞米松抑制试验。将地塞米松增加至 2 mg,方法与小剂量法相同。该法对肾上腺皮质增生者至少可抑制 50%以上的肾上腺皮质激素,而肾上腺肿瘤或异源 ACTH 综合征呈阴性结果。

3.其他

需要拍摄头颅、胸、肾的 X 线照片,做 CT、MRI 检查,检查血生化指标等。

在这些检查中,除了保证方法和收集标本正确外,试验药物的服用时间、剂量是决定试验成败的关键。护理人员一定要按量、按时投送药物并看患者服下全部药物,如有呕吐,要补足剂量。

(三)预防感染

(1)患者由于全身抵抗力下降,易被细菌或真菌感染,但感染症状不明显。

因此,护理人员应对患者进行卫生指导。

(2)护理人员应早期发现感染症状,如患者出现咽痛、发热以及尿路感染等症状,及时报告医师,及时处理。

(四)观察精神症状,防止发生意外

(1)患者多表现为精神不安、抑郁状态、失眠或兴奋状态。失眠往往是精神症状的早期表现,应予重视。护理人员需特别注意产生抑郁之后企图自杀者,患者身边不宜放置危险物品。

(2)患者情绪不稳定时,护理人员应避免讲刺激性的言语,要耐心倾听其谈话。

(3)护理人员应理解患者因容貌、体态的变化而产生的苦闷,多给予解释、安慰。

(五)饮食护理

(1)护理人员应给予患者高蛋白、高维生素、低钠、高钾饮食。

(2)患者每餐进食不宜过多或过少,宜均匀进餐,护理人员应指导患者采用营养均衡的饮食。

(3)并发糖尿病者应按糖尿病饮食要求限制主食的摄入量。

(六)防止外伤、骨折

(1)患者容易发生肋骨、脊柱的自发性骨折,如有骨质疏松、肌力低下,容易挫伤、骨折,护理人员应关心患者日常生活、活动的安全,防止受伤。

(2)该病患者的皮肤薄,易发生皮下瘀斑,注射、抽血后按压针眼的时间宜长。护理人员应嘱患者要穿着柔软的睡衣,不要系紧腰带;勿用力搓澡,防止碰伤。

(3)护理人员应嘱患者在疲劳、倦怠时,不要勉强参加劳动,限制活动范围与运动量;指导患者遵守日常生活制度。

(七)治疗护理

1.病因治疗

对已查明的垂体或肾上腺腺瘤或腺癌给予手术和/或放疗,去除病因。对异位分泌 ACTH 的肿瘤亦争取定位,行手术和/或放疗。

2.抑制糖皮质激素合成的药物

抑制糖皮质激素合成的药物的适用范围:①为存在严重代谢紊乱(低血钾、高血糖、骨质疏松)的患者做术前准备。②对不能手术治疗的异位分泌 ACTH 肿瘤的患者行姑息性治疗。服药剂量宜由小至大,注意药物不良反应。多于饭后服用该药，以减少胃肠道反应。

3.并发症的预防与护理

如果不治疗皮质醇增多症，患者可于数年内死于感染、高血压，或可能自杀，所以对于该病应争取早期诊断、早期治疗，防止并发症、预防感染和外伤，控制高血压及糖尿病；更应注意精神护理，防止患者自杀。

(八)心理护理

(1)绝大多数患者呈向心性肥胖、满月脸、水牛背等，不愿接受这一现实，护理人员切勿当面议论其外表。

(2)手术是治疗该病的重要手段，患者往往对手术有顾虑而焦躁不安、情绪低落、不思饮食，有的患者因手术费用高、担心预后等而产生情绪的改变。针对以上心理状态，护理人员应向其讲解手术治疗的效果、手术成功事例及术前注意事项，以消除其顾虑，帮助其树立战胜疾病的信心。

第三节 高脂血症

高脂血症是指脂质代谢或运转异常而使血浆中一种或几种脂质浓度高于正常浓度的一类疾病。血脂在血液中是以脂蛋白的形式进行运转的，因此高脂血症实际上也可认为是高脂蛋白血症。老年人高脂血症的发病率明显高于年轻人。血浆低密度脂蛋白(LDL)、血清总胆固醇(TC)、高密度脂蛋白(HDL)与临床心血管病的发生密切相关。

一、护理评估

(一)健康史

(1)询问患者的病史，主要是引起高脂血症的相关疾病，如有无糖尿病、甲状腺功能减退症、肾病综合征、胆道阻塞等。

(2)询问患者有无高脂饮食、酗酒、运动少等不良生活和饮食习惯。

(二)临床表现

患者的一项或多项脂质检测指标超过正常值范围。此外，部分患者的临床特征是有眼睑黄斑瘤、肌腱黄色瘤及皮下结节性黄色瘤(好发于肘、膝、臀部)。

患者易伴发动脉粥样硬化、肥胖或糖尿病。少数患者有肝、脾大。此外,患者常有眩晕、心悸、胸闷、健忘、肢体麻木等自觉症状,但多数患者虽血脂高而无任何自觉症状。

(三)实验室及其他检查

1.血脂

常规检查血浆 TC 和 TG 的水平。我国血清 TC 的理想范围是低于 5.20 mmol/L,5.23～5.69 mmol/L为边缘升高,TC 高于 5.72 mmol/L 为升高。TG 的合适范围是低于1.70 mmol/L,TC 高于1.70 mmol/L为升高。

2.脂蛋白

正常 LDL 低于 3.12 mmol/L,LDL 为 3.15～3.61 mmol/L 为边缘升高,LDL 高于 3.64 mmol/L 为升高;正常 HDL 不低于1.04 mmol/L,HDL 低于 0.91 mmol/L为降低。

(四)心理-社会状况

了解老年患者对高脂血症的认识和态度、对治疗的需求。

二、主要护理诊断

(一)活动无耐力

活动无耐力与肥胖导致体力下降有关。

(二)知识缺乏

患者缺乏高脂血症的有关知识。

(三)个人应对无效

个人应对无效与不良饮食习惯有关。

三、护理目标

(1)患者的体重接近或恢复正常。

(2)患者的血脂指标恢复正常或趋于正常。

(3)患者的饮食习惯得到纠正。

四、主要护理措施

(一)建立良好的生活习惯,纠正不良的生活方式

1.饮食

因为降血脂药物有不良反应,治疗费用较高,并且大部分患者的血脂水平经

过饮食控制可以下降，所以提倡首先采用饮食控制。饮食控制应长期坚持进行。膳食宜清淡、低脂肪。烹调食用油用植物油，每天低于 25 g。患者要少吃动物脂肪、内脏、甜食、油炸食品及其他含热量较高的食品，宜多吃新鲜蔬菜和水果，少饮酒、不吸烟。护理人员设计饮食控制方案时应仔细斟酌膳食，尽可能与患者的生活习惯相吻合，以便使患者接受而又不影响营养需要的最低程度。主食每天不要超过300 g，患者可适当饮绿茶，以利于降低血脂。

2.休息

患者生活要有规律，注意劳逸结合，保证充足睡眠。

3.运动

护理人员应鼓励老年患者进行适当的体育锻炼，如散步、慢跑、打太极拳、打门球，不但能增加脂肪的消耗、减轻体重，而且可减轻高脂血症。应根据患者的心脑功能、生活习惯和身体状况确定活动量，提倡循序渐进，不宜剧烈运动。若调节饮食和生活方式达半年以上，血脂仍未降至正常水平，则可考虑使用药物治疗。

(二)用药护理

对饮食治疗无效，或有冠心病、动脉粥样硬化等危险因素的患者应考虑药物治疗。治疗前应对患者进行药物治疗目的、药物的作用与不良反应等方面的详细指导，向患者详述服药的剂量和时间，并定期随诊，监测血脂水平。常用的调节血脂药有以下几种。

1.羟甲基戊二酰辅酶 A

羟甲基戊二酰辅酶 A 主要抑制胆固醇的生物合成。

2.贝特类

贝特类药不良反应较轻微，主要有恶心、呕吐、腹泻等胃肠道症状。肝肾功能不全者忌用。

3.胆酸螯合树脂类

胆酸螯合树脂类药阻止从肠道吸收胆酸或胆固醇，使其随粪便排出。不良反应有胀气、恶心、呕吐、便秘，并干扰叶酸、地高辛、甲状腺素及脂溶性维生素的吸收。

4.烟酸

烟酸有明显的调脂作用。主要不良反应有面部潮红、瘙痒、胃肠道症状。

(三)心理护理

护理人员应主动关心患者，耐心解答其各种问题，使患者了解该病经过合理的药物和非药物治疗可控制，消除患者的思想顾虑，使其保持乐观的情绪，树立战胜疾病的信心，并长期坚持治疗，以利于控制病情。

五、健康教育

(1)护理人员应向患者及其家属讲解高脂血症的有关知识，使其了解糖尿病、肾病综合征和甲状腺功能减退等可引起高脂血症，使患者积极治疗原发病。

(2)护理人员应引导患者建立健康的生活方式，坚持低脂肪、低胆固醇、低糖、清淡的饮食原则，控制体重；生活规律，坚持运动，劳逸结合；戒烟、戒酒。

(3)护理人员应嘱咐患者严格遵医嘱服药，定期监测血脂、肾功能等。

第六章

胸外科护理

第一节 气　胸

一、疾病概述

(一)概念

胸膜腔内积气称为气胸。根据胸膜腔的压力情况,气胸可分为闭合性气胸、开放性气胸和张力性气胸。

(二)相关病理生理

气胸的形成多由于肺组织、气管、支气管、食管破裂,空气逸入胸膜腔,或因胸壁伤口穿破胸膜,外界空气进入胸膜腔。

1.闭合性气胸

空气通过胸壁或肺的伤道进入胸膜腔后,伤道立即闭合,气体不再进入胸膜腔,胸膜腔内负压被抵消,但胸膜腔内压仍低于大气压,使患侧肺部分萎陷、有效气体交换面积减少,影响肺的通气和换气功能。

2.开放性气胸

胸膜腔通过胸壁伤口或软组织缺损处与外界大气相通,外界空气可随呼吸自由进出胸膜腔。空气的进出量与胸壁伤口的大小密切相关,当胸壁缺损直径>3 cm 时,胸膜腔内压几乎等于大气压,患侧肺将完全萎陷,致呼吸功能障碍;若双侧胸膜腔内压力不平衡,患侧胸膜腔内压显著高于健侧,可致纵隔向健侧移位,进一步使健侧肺扩张受限,表现为吸气时纵隔向健侧移位,呼气时又移回患侧,导致其位置随呼吸而左右摆动,称为纵隔扑动。纵隔扑动影响静脉回心血流,引起循环功能障碍。同时,患者在吸气时健侧肺扩张,不但吸入从气管进入的空气，而且也吸入由患侧肺排出的含氧量低的气体；而呼气时健侧肺气体不仅排出体外，还排至患侧支气管和肺内，使低氧气体在双侧肺内重复交换而致患者严重缺氧。

3.张力性气胸

由于气管、支气管或肺损伤裂口与胸膜腔相通，且形成活瓣，气体在每次吸气时从裂口进入胸膜腔，而呼气时裂口活瓣关闭，气体不能排出，胸膜腔内积气不断增多，压力逐步升高，导致胸膜腔压力高于大气压，称为张力性气胸，又称为高压性气胸。胸膜腔压力升高使患侧肺严重萎陷，纵隔明显向健侧移位，健侧肺组织受压，腔静脉回流受阻，导致呼吸、循环功能严重障碍。由于胸膜腔内压高于大气压，气体经支气管、气管周围疏松结缔组织或壁层胸膜裂口处进入纵隔或胸壁软组织，并向皮下扩散，形成纵隔气肿或颈、面、胸等处的皮下气肿。

(三)病因与诱因

1.闭合性气胸

闭合性气胸多并发于肋骨骨折，由肋骨断端刺破肺，空气进入胸膜腔所致。

2.开放性气胸

开放性气胸多并发于锐器或火器等导致的胸部穿透伤。

3.张力性气胸

张力性气胸的产生主要是由于较大的肺泡破裂、较深较大的肺裂伤或支气管破裂。

(四)临床表现

1.闭合性气胸

(1)症状：轻者胸闷、胸痛，重者出现呼吸困难，主要与胸膜腔积气量和肺萎陷程度有关。肺萎陷在30%以下者为小量气胸，患者无明显呼吸和循环功能紊乱的症状；肺萎陷为30%～50%者为中量气胸；肺萎陷在50%以上者为大量气胸。后两者均可出现明显的低氧血症的症状。

(2)体征：可见患侧胸部饱满，叩诊呈鼓音；呼吸活动度降低，气管向健侧移位，听诊呼吸音减弱甚至消失。

2.开放性气胸

(1)症状：有明显呼吸困难、鼻翼翕动、口唇发绀，重者伴有休克症状。

(2)体征：可见患侧胸壁的伤道，颈静脉怒张，患者呼吸时可闻及气体进出胸腔伤口发出的吸吮样声音；颈部和胸部皮下可触及捻发音；心脏、气管向健侧移位;患侧胸部叩诊呈鼓音,听诊呼吸音减弱或消失。

3.张力性气胸

(1)症状:严重或极度呼吸困难、烦躁、意识障碍、发绀、大汗淋漓、昏迷、休克,甚至窒息。

(2)体征:患侧胸部饱满,叩诊呈鼓音;呼吸幅度降低,听诊呼吸音消失;气管明显移向健侧,颈静脉怒张,多有皮下气肿。

(五)辅助检查

1.影像学检查

影像学检查主要为胸部X线检查、CT检查。

(1)闭合性气胸:显示不同程度的肺萎陷和胸膜腔积气,有时可伴少量胸腔积液,但显示的胸腔积气征象往往比实际气胸程度轻。

(2)开放性气胸:显示患侧胸腔大量积气、肺萎陷、气管和心脏等纵隔内器官向健侧移位。

(3)张力性气胸:显示胸腔严重积气、肺完全萎陷、气管和心脏等纵隔内器官向健侧移位。

2.诊断性穿刺

胸腔穿刺既能明确有无气胸,又能抽出气体而降低胸腔内压、缓解症状。张力性气胸患者胸腔穿刺时有高压气体向外冲出,外推针筒芯。

(六)治疗原则

气胸的治疗以抢救生命为首要原则。处理包括封闭胸壁开放性伤口,通过胸腔穿刺抽吸或胸腔闭式引流排出胸腔内的积气、积液,防治感染。

1.非手术治疗

(1)小量闭合性气胸(肺萎陷<30%):积气一般在1~2周可自行吸收,无须特殊处理,但应注意观察其发展变化。

(2)中量、大量闭合性气胸:开放性气胸、张力性气胸或胸腔穿刺抽气减压治疗下肺无法复张者应进行胸腔闭式引流,以引流胸膜腔内积气、血液和渗液;重建胸膜腔负压,保持纵隔的正常位置;促进肺复张。

(3)其他对症治疗:吸氧,以解除患者缺氧状况,适当输液补充血容量,应用抗生素预防感染。

2.手术治疗

对怀疑有胸腔内器官损伤或进行性出血的开放性血气胸患者,以及经胸腔引流后仍不断溢出大量气体、呼吸困难症状未改善、肺膨胀困难、疑有肺和支气管严重损伤的张力性气胸患者,应行开胸探查或电视胸腔镜手术治疗,以修复损伤及止血。

二、护理评估

(一)一般评估

1.生命体征

小量闭合性气胸患者可无症状表现,生命体征无明显变化。但大量气胸、开放性气胸或张力性气胸则可引起呼吸困难,呼吸频率每分钟可达30～40次或以上,心率加快,脉搏细速,血压下降甚至休克。若患者合并有肺感染或胸腔感染可发热。

2.患者主诉

患者有无胸闷、胸痛、气急气促、呼吸困难或刺激性干咳等症状。

3.相关记录

观察并记录患者的胸廓是否对称,胸壁皮下气肿、体位、皮肤、伤口情况,引流液量、性质,术后患者功能锻炼、饮食等。

(二)身体评估

1.局部

评估受伤部位及性质;有无开放性伤口,有无活动性出血,伤口是否肿胀;是否有肋骨骨折、反常呼吸运动、呼吸时空气进出伤口的吸吮样音,气管位置有无偏移;有无颈静脉怒张或皮下气肿,肢体活动情况如何。

2.全身

评估生命体征是否平稳,是否有呼吸困难或发绀,有无休克或意识障碍;是否咳嗽、咳痰,痰量和性质;有无咯血,咯血的次数和量等。

(三)心理-社会评估

了解患者有无恐惧、紧张或焦虑,程度如何。患者及家属对损伤及预后的认知、心理承受能力及对本次损伤相关知识的了解程度如何,能否配合进行术后早期活动和康复锻炼,是否了解出院后继续治疗的相关知识。

(四)辅助检查阳性结果评估

根据胸部X线等检查结果,评估气胸的程度、性质及有无胸腔内器官损伤等。根据动脉血气分析结果判断有无 $PaCO_2$ 降低。

(五)治疗效果评估

1.非手术治疗评估要点

评估胸痛、气促等症状是否改善或消失,双侧肺部呼吸音是否对称或伤侧肺部呼吸音较之前增强,口唇发绀的缺氧症状是否改善。复查胸片肺复张。

2.手术治疗评估要点

评估术后患者生命体征是否平稳,呼吸频率、节律如何,反常呼吸是否得到纠正,患者有无胸闷、呼吸浅快、发绀及肺部痰鸣音等;伤口是否干燥,有无渗液、渗血,伤口周围有无皮下气肿;各引流管是否通畅,引流量、颜色与性状等;术后肺膨胀情况;术后有无肺感染、胸腔感染等并发症发生。患者对术后康复训练和早期活动是否配合,对出院后的继续治疗是否清楚。

三、主要护理问题

(一)气体交换障碍

气体交换障碍与胸部损伤、疼痛、胸廓活动受限或肺萎陷有关。

(二)急性疼痛

急性疼痛与组织损伤有关。

(三)潜在并发症

潜在并发症与肺部损伤或机体抵抗力下降有关。

四、主要护理措施

(一)休息

患者宜绝对卧床休息,少讲话,减少肺组织活动,这有利于破裂口的愈合和气体吸收;尽量采取有利于呼吸的体位,如抬高床头或取半卧位。

(二)饮食

患者的饮食宜高蛋白、高热量、富含维生素、易消化,以保证营养,提高机体抵抗力,促进伤口愈合。

(三)用药护理

护理人员应严格按医嘱用药,对病情危重,有胸腔内器官、血管损伤出血或呼吸困难未能缓解者除做好手术准备外,还应遵医嘱及时输血,严格掌握输液量和速度,避免输液过快、过量而导致肺水肿。对术后痰液黏稠不易咳出者,护理人员应用祛痰药物、超声雾化吸入,以稀释痰液,利于痰液排出。

(四)心理护理

护理人员应多关心患者,给予其精神上的安慰,消除患者的紧张、恐惧,使其保持乐观情绪,配合治疗。

(五)呼吸道管理

1.协助患者咳嗽、咳痰

患者卧床期间,护理人员应定时协助患者翻身、坐起、咳嗽;指导并鼓励患者做深呼吸运动,促使肺扩张,预防肺不张或肺部感染等并发症的发生。

2.对气管插管或切开者的护理

对实施气管插管或气管切开、以呼吸机辅助呼吸者,护理人员应做好呼吸道护理,主要包括气道的湿化、吸痰及保持管道通畅等,以维持有效气体交换,保持呼吸道通畅。

(六)胸腔闭式引流的护理

1.保持管道的密闭性

(1)引流管周围应用油纱布严密包盖,护理人员应随时检查引流装置是否密闭及引流管有无脱落;若引流管从胸腔滑脱,立即用手捏闭伤口处皮肤,消毒处理后,以凡士林纱布封闭伤口,并协助医师进一步处理;若引流瓶损坏或引流管连接处脱落,立即用双钳夹闭胸壁引流导管,并更换引流装置。

(2)把水封瓶长玻璃管没入水中 3～4 cm,并始终保持直立。

(3)更换引流瓶或搬动患者时,护理人员应先用止血钳双向夹闭引流管,防止空气进入;放松止血钳时,先将引流瓶置于低于胸壁引流口平面的位置。

2.严格无菌操作,防止逆行感染

(1)护理人员应定时更换引流装置,并严格遵守无菌操作原则;胸壁引流口处敷料应清洁、干燥,一旦渗湿,护理人员应及时更换。

(2)引流瓶低于胸壁引流口平面 60～100 cm,依靠重力引流,以防瓶内液体逆流入胸膜腔。

3.观察引流,保持通畅

(1)护理人员应观察并准确记录引流液的量、颜色和性质,定时挤压引流管,防止受压、扭曲和阻塞。

(2)护理人员应密切注意水封瓶长玻璃管中水柱波动的情况,以判断引流管是否通畅。水柱波动的幅度能够反映无效腔的大小及胸膜腔内压的情况,一般水柱上下波动的范围为 4～6 cm。若水柱波动幅度过大,提示可能存在肺不张;

若水柱无波动，提示引流管不通畅或肺已经完全扩张；若患者出现气促、胸闷、气管向健侧偏移等肺受压症状，提示血块阻塞引流管，护理人员应积极采取措施，通过捏挤或使用负压间断抽吸引流瓶中的短玻璃管，促使其通畅，并立即通知医师处理。

(3)患者可取半坐卧位，护理人员应鼓励患者咳嗽和深呼吸，以利于胸腔内液体和气体的排出，促进肺复张。经常改变体位，有助于引流。

4.拔管

(1)拔管指征：一般置管 48 小时后，临床观察引流瓶中无气体溢出且引流液颜色变浅，24 小时引流液量＜50 mL，脓液＜10 mL，胸部 X 线摄片显示肺复张良好无漏气，患者无呼吸困难或气促，即可考虑拔管。

(2)拔管：护理人员应协助医师拔管，嘱患者先深吸一口气，在吸气末迅速拔管，并立即用凡士林纱布和厚敷料封闭胸壁伤口，包扎、固定。

(3)观察：拔管后 24 小时内，护理人员应注意观察患者是否有胸闷、呼吸困难、发绀、切口漏气、渗液、出血和皮下气肿等，如发现异常，及时通知医师处理。

(七)基础护理

由于切口疼痛及带有各种管道，患者的自理能力下降，护理人员应根据病情和患者需要做好基础护理和生活护理，如口腔护理、皮肤护理、会阴护理；鼓励并协助患者早期离床活动，促进康复。

(八)健康教育

1.有效咳嗽、咳痰

护理人员应向患者讲解腹式呼吸和有效咳嗽、咳痰的意义并给予指导，嘱其出院后仍应坚持腹式呼吸和有效咳嗽。

2.功能锻炼

护理人员应告知患者恢复期胸部仍有轻微不适或疼痛，但不影响患侧肩关节功能锻炼，应早期进行锻炼并循序渐进；但在气胸痊愈的 1 个月内，不宜参加剧烈的体育活动，如打球、跑步、抬举重物。

3.定期复诊

胸部损伤严重的患者出院后须定期来院复诊，如发现异常，要及时治疗。伴有肋骨骨折患者术后 3 个月应复查胸部 X 线，以了解骨折愈合情况。

第二节 血 胸

一、疾病概述

(一)概念

血胸是指胸膜腔积血。血胸与气胸可同时存在,称为血气胸。

(二)相关病理生理

体循环动脉、心脏或肺门部大血管损伤导致大量血胸。胸膜腔积血后,随胸膜腔内血液积聚和压力升高,患侧肺受压萎陷,纵隔被推向健侧,导致健侧肺也受压,阻碍腔静脉血液回流,严重影响患者的呼吸和血液循环。肺组织裂伤出血时,因循环压力低,出血量少,出血缓慢,多可自行停止;胸廓内血管、肋间血管或压力较高的动脉损伤时,出血量多,出血急,常不易自行停止,可造成有效循环血量减少致循环衰竭,患者可因失血性休克在短期内死亡。大量持续出血所致的胸膜腔积血称为进行性血胸。当血液在胸膜腔迅速积聚且积聚速度超过肺、心包及膈肌运动所产生的去纤维蛋白作用的速度时,胸膜腔内积血发生凝固,称为凝固性血胸。凝血块机化形成纤维板,限制肺及胸廓活动,进而损害呼吸功能。受伤一段时间后,活动致肋骨骨折断端刺破肋间血管或血管破裂处,血凝块脱落,发生延迟出现的胸腔内积血,称为迟发性血胸。血液是良好的培养基,细菌经伤口或肺破裂口侵入后,会在血液中迅速繁殖,形成感染性血胸,最终导致脓血胸。

(三)病因与诱因

该病多由胸部损伤所致,肋骨断端或利器损伤胸部均可能刺破肺、心脏、血管而导致胸膜腔积血。

(四)临床表现

1.症状

血胸的症状与出血量相关,小量(成人≤0.5 L)血胸可无明显症状。中量(0.5～1.0 L)血胸和大量(>1.0 L)血胸(特别是急性出血时)可出现低血容量性休克表现,表现为面色苍白、脉搏细速、血压下降、四肢湿冷、末梢血充盈不良等,伴有呼吸急促等胸膜腔积液的表现。血胸患者多并发感染,表现为高热、打寒战、出汗和疲乏等。

2.体征

患侧胸部叩诊呈浊音，肋间隙饱满，气管向健侧移位，呼吸音减弱或消失。

（五）辅助检查

1.实验室检查

血常规检查显示血红蛋白和血细胞比容下降。继发感染者的血白细胞计数和中性粒细胞比例升高，积血涂片和细菌培养可发现致病菌。

2.影像学检查

(1)胸部X线：小量血胸者的胸部X线检查仅显示肋膈角消失；大量血胸时，胸部X线显示胸膜腔有大片阴影，纵隔移向健侧；合并气胸者可见液平面。

(2)胸部B超：可明确胸膜腔积液的位置和量。

3.胸膜腔穿刺

胸膜腔穿刺抽到血性液体时即可确诊。

（六）治疗原则

1.非手术治疗

(1)非进行性小量血胸：小量积血可自行吸收，不必对其穿刺抽吸。

(2)中、大量血胸：早期行胸膜腔穿刺抽除积血，必要时行胸腔闭式引流，以促进肺膨胀，改善呼吸。

(3)其他对症治疗：给患者吸氧，以解除患者的缺氧状况，输液、输血以补充血容量，应用抗生素预防感染。

2.手术治疗

对怀疑有进行性出血的血胸患者，应及时补充血容量，防治低血容量性休克，立即开胸探查、止血；对凝固性血胸患者，为预防感染和血块机化，于出血停止后数天内行开胸探查或电视胸腔镜手术清除积血和血凝块；对于已机化的血块，待病情稳定后早期行血块和胸膜表面纤维组织剥除术；对已感染的血胸按脓胸处理，及时做胸腔引流，排尽积血、积脓；若无明显效果或肺复张不良，手术清除感染性积血，剥离脓性纤维膜。

二、护理评估

（一）一般评估

1.生命体征

小量血胸患者可无症状表现，生命体征无明显变化。但中量血胸和大量血胸患者(特别是急性出血时)可出现脉搏细速、血压下降、四肢湿冷,同时伴有呼吸急促,呼吸频率达每分钟 30～40 次。血胸患者并发感染时,可表现为高热。

2.患者主诉

患者有无胸闷、胸痛、气急、气促、头晕、乏力、呼吸困难等症状。

3.相关记录

观察并记录患者的胸廓是否对称、面部颜色、体位、皮肤、伤口情况、引流液量、性质等。

(二)身体评估

1.局部

评估受伤部位及性质;有无开放性伤口,有无活动性出血(若每小时引流量超过 200 mL,并持续 3 小时以上,引流出的血液很快凝固,脉搏持续加快,血压降低,补充血容量后血压仍不稳定,血红细胞计数、血红蛋白及血细胞比容持续下降,则提示有活动性出血),伤口是否肿胀;是否有肋骨骨折、反常呼吸运动或呼吸时空气进出伤口的吸吮样音,气管位置有无偏移;有无皮下气肿。

2.全身

评估生命体征是否平稳,是否有呼吸困难或发绀,有无休克或意识障碍;是否有咳嗽、咳痰,痰的量和性质如何;有无咯血,咯血的次数和量如何。

(三)心理-社会评估

了解患者有无恐惧、紧张、焦虑,程度如何。了解患者及其家属对损伤及预后的认知、心理承受能力及对本次损伤相关知识的了解程度。

(四)辅助检查阳性结果评估

根据实验室检查、胸部 X 线及胸部 B 超等检查结果,评估血胸的程度、性质,有无合并气胸和肋骨骨折,有无合并胸腔感染等。

(五)治疗效果评估

1.非手术治疗评估要点

患者的生命体征是否平稳,气促、口唇发绀的缺氧症状是否改善。双侧肺部呼吸音是否对称,或伤侧肺呼吸音是否转强。

2.手术治疗评估要点

术后患者的生命体征是否平稳,呼吸频率、节律如何,休克表现是否得到纠正,有无胸闷、呼吸浅快、发绀及肺部痰鸣音等;伤口是否干燥,有无渗液、渗血,伤口周围有无皮下气肿;各引流管是否通畅,引流量、颜色与性状如何;术后肺膨胀情况如何；术后有无肺感染、胸腔感染等并发症发生。

三、主要护理诊断/问题

（一）外周组织灌注无效

外周组织灌注无效与失血引起的血容量不足有关。

（二）气体交换障碍

气体交换障碍与肺组织受压有关。

（三）感染

感染与损伤和机体抵抗力降低有关。

四、主要护理措施

（一）休息

患者宜绝对卧床休息，少讲话，减少耗氧量，血压平稳时，尽量采取有利于呼吸的体位，如抬高床头 30°～40°。

（二）饮食

患者宜进食高蛋白、高热量、富含维生素、易消化的食物，以保证营养，提高机体抵抗力，促进伤口愈合。

（三）用药护理

护理人员应严格按医嘱用药，对病情危重、有大量胸膜腔内出血者或有活动性出血者除做好手术准备外，还应遵医嘱及时输血、输液，并根据血压和心肺功能状态调控输液量和速度；对术后痰液黏稠不易咳出者，可应用祛痰药物（超声雾化吸入），以稀释痰液，利于痰液的排出。

（四）心理护理

护理人员应多关心患者，给予安慰，消除患者的紧张、恐惧，使其保持乐观，配合治疗。

（五）呼吸道管理

护理人员应密切观察患者的呼吸形式、频率及呼吸音的变化，根据病情给予吸氧，观察血氧饱和度的变化，观察有无缺氧征象。患者术后若生命体征平稳，护理人员可协助患者坐起，为其拍背，助其咳嗽、咳痰；鼓励患者做深呼吸运动，促使肺扩张，预防肺不张或肺部感染等并发症的发生。

(六)胸腔闭式引流的护理

胸腔闭式引流的护理参照气胸相关内容。

(七)基础护理

由于切口疼痛及带有各种管道,患者的自理能力下降,护理人员应根据病情和患者的需要做好基础护理和生活护理,如口腔护理、皮肤护理、会阴护理;鼓励并协助患者早期离床活动,促进康复。

(八)健康教育

1.休息与营养

护理人员应指导患者合理休息,加强营养,提高机体免疫力。

2.呼吸与咳嗽

护理人员应指导患者腹式呼吸及有效咳嗽的方法,教会其咳嗽时用双手按压患侧胸壁,以免切口疼痛。

3.自我保健

患者要定期复诊,出现呼吸困难、高热等不适时随时就诊。

第七章

骨科护理

第一节　颈椎间盘突出症

颈椎间盘突出症是指颈椎间盘的髓核和相应破裂的纤维环突向椎管内，而引起的颈髓后神经根受压的一系列临床表现，致压物是单纯的椎间盘组织。它与颈椎病属于不同病理变化的颈椎疾病。该病在临床上并不少见，是较为常见的脊柱疾病之一，发病率仅次于腰椎间盘突出症。该病严重时可发生高位截瘫、危及生命。

该病在临床多见于20～40岁的青壮年，约占患者人数的80%。长期保持固定姿势的人(办公室职员、教师、手术室护士、油漆工等)较易发生该病。该病的男性患者明显多于女性患者，农村患者多于城市患者。另外，长期生活、工作在潮湿及寒冷环境中的人也易发生该病。

一、分类

(一)根据病程分类

1.急性颈椎间盘突出症

该型有明确的外伤史，伤前无临床症状，伤后出现临床表现。影像学检查证实有椎间盘破裂或突出而无颈椎骨折或脱位，并有相应临床表现。

2.慢性颈椎间盘突出症

无明显诱因，缓慢发病或因为颈部长期处于非生理位置，例如，长期持续低头工作，睡姿不良，该型强迫性屈曲头颈。

(二)根据症状分类

1.神经根型

神经根型是颈神经受累所致。

2.脊髓型

脊髓型是椎间盘突出，压迫脊髓而引起一系列症状，临床上此类型多见。

3.混合型

混合型同时表现以上两种类型的症状。

（三）根据颈椎间盘向椎管内突出的位置不同分类

1.侧方突出型

突出部位在后纵韧带的外侧、钩椎关节的内侧。该处是颈脊神经经过的地方，因此突出的椎间盘可压迫脊神经根而产生根型症状。

2.旁中央突出型

突出部位偏向一侧而在脊髓与脊神经之间，因此可以同时压迫二者而产生单侧脊髓及神经根症状。

3.中央突出型

突出部位在椎管中央，因此可压迫脊髓双侧腹面而产生双侧症状。

二、病因机制

椎间盘是人体各组织中最早、最易随年龄发生退行性变的组织，椎间盘的退行性变多开始于20岁，随着年龄的增长退行性变的程度不断加重，以 $C_{5\sim6}$ 的退行性变最常见，其次是 $C_{6\sim7}$ 的退行性变，两者占颈椎间盘突出症的90%。颈椎间盘突出症常由颈部创伤、退行性变等因素导致。致伤原因主要是突然遭受到意外力量作用或颈椎突然快速屈伸、旋转运动，使髓核突破纤维环，造成脊髓或神经根受压，出现急性发病，多见于交通事故或体育运动。临床还有部分患者呈慢性发病。

三、临床表现

颈椎间盘前部较厚，正常髓核位置偏后，且纤维环后方薄弱，故髓核容易向后方突出或脱出，而椎间盘的后方有脊髓、神经根等重要结构，因此突出的髓核容易刺激或压迫脊髓或神经根，产生临床症状。

（一）症状

症状呈现多样性：颈部不适、疼痛，并有肩部酸痛、疲劳。单侧上肢及手部放射性疼痛、麻木、无力。双侧手麻木无力，跨步无力，步态不稳，脚有踩棉花感，容易跌倒，病重者可出现瘫痪等。

（二）一般体征

当椎间盘突出，压迫颈神经根时，颈部可出现颈肌痉挛，颈发僵，生理前凸减小或消失，部分节段棘突有压痛，上肢可查出受压神经根分布区的痛觉过敏或麻木，肌肉力量减弱，肌萎缩，肌腱反射减退或消失。压迫脊髓时可表现为四肢肌张力升高，腹壁反射、提睾反射减退或消失，病理反射多呈阳性。当脊髓半侧受压时可出现典型 Brown-Sequard 综合征（即末梢性麻痹，与病变脊髓分节相应的皮肤区域感觉消失）。

（三）特殊体检

1.颈椎间孔挤压试验

颈椎间孔挤压试验为患者取坐位，头颈后仰并向侧方旋转，检查者立于患者背后，用双手按压患者额头顶部，出现上肢放射痛或麻木者为阳性。对症状轻者可采用头顶叩击法检查。

2.神经根牵拉试验

神经根牵拉试验为患者端坐，检查者一手轻推患侧头颈部，另一手握住患侧腕部，对抗牵拉，可诱发上肢放射痛或麻木。

四、治疗

对颈椎间盘突出症诊断明确、保守治疗无效、有顽固性疼痛、神经根或脊髓压迫症状严重者，应采取手术治疗。

（一）前路椎间盘切除融合

前路椎间盘切除融合适用于中央突出型和旁中央突出型椎间盘突出症患者，对原有退行性变者应同时去除增生的骨赘，以免残留可能的致压物。

（二）后路椎间盘切除术

后路椎间盘切除术适用于侧方突出型颈椎间盘突出症或多节段受累、伴椎管狭窄或后纵韧带骨化者。对单纯的椎间盘突出可采用半椎板及部分关节突切除术，通过减压孔摘除压迫神经根的椎间盘组织。若伴有椎管狭窄或后纵韧带骨化，则可采用全椎板减压术。

（三）经皮椎间盘切除术

经皮椎间盘切除术具有创伤小、出血少等优点，但国内尚未广泛开展有关研究。

（四）经皮激光椎间盘减压术

该方法首先用于治疗腰椎间盘突出症，近年来国内外学者将其用于颈椎间盘突出症的治疗。

(五)融核术

年轻患者,经非手术治疗数周无效,则可选用该法。虽然不少学者报道该法的疗效不亚于外科手术治疗,但是诸多因素限制其广泛应用:①该法采用颈前路穿刺途径,而颈前方解剖结构密集,增加了穿刺的难度和危险性;②使用木瓜凝乳蛋白酶有损伤脊髓的潜在危险性。

五、护理措施

(一)术前护理

1.术前健康宣教

为保证患者术前训练质量和有良好的状态,能积极配合治疗并安全渡过围术期,减少术后并发症,护理人员须做好患者的术前健康教育,以配合手术治疗的顺利开展,内容应包括以下几点。

(1)首先护理人员要有认真的工作态度、良好的精神面貌和熟练的操作技术;对待患者及其家属要热情、和蔼,以取得他们的信任。

(2)对术前准备的具体内容、术后需要进行监测的设备以及术后可能出现的一些状况(如切口疼痛、渗血、麻醉和插管造成的咽喉部疼痛、痰多、痰中带血、恶心、呕吐),仔细向患者及其家属进行交代,消除患者的恐惧、不安情绪,使患者在精神上、心理上都有所准备,以良好的心态迎接手术。

(3)护理人员应在医护观点一致的前提下进行健康教育。在进行术前健康教育时,不可将治疗效果绝对化,避免引起患者的误解,成为引发医疗纠纷的隐患。另外,患者经常通过护理人员来了解手术医师的情况,患者非常注重手术医师的技术与经验,担心人为因素增加手术的危险性。在进行术前健康教育时,可将同病种术后效果好的患者介绍给术前患者,让其现身说法,增加患者对手术医师的信赖。

2.心理护理

颈椎手术部位特殊,靠近脊髓,危险性大,患者对手术有恐惧心理,顾虑多,思想负担重。因此满足其心理需求是必要的,护理人员应通过细心观察,与患者及时沟通,缓解其心理压力。

3.指导训练

术前训练项目较为重要,患者不易掌握动作要领,护理人员要在训练中给予指导,并对训练效果给予评价。

(1)气管食管推移训练:主要用于颈前路手术,要在术前3～5天开始训练。

方法是患者自己或护理人员用手的2～4指插入一侧颈部的内脏鞘与血管鞘的间隙，持续向对侧牵拉；或用大拇指推移，循序渐进，开始时每次持续1～2分钟，逐渐增加至15～30分钟，每天2～3次。要求每次推拉气管过中线，以适应手术时对气管的牵拉，减轻不适感，注意要保护皮肤，勿损伤。

(2)有效咳嗽排痰训练：护理人员应嘱患者先缓慢吸气，同时上身向前倾，咳嗽时将腹壁内收，一次吸气连续咳3声，停止咳嗽，将余气尽量呼出，再缓慢吸气，或平静呼吸片刻后，再次进行咳嗽练习。时间一般控制在5分钟以内，避免餐后、饮水后进行，以免引起恶心。患者无力咳痰时，护理人员应用右手示指和中指按压气管，以刺激咳嗽，或用双手压迫患者上腹部或下腹部，增加膈肌反弹力，帮助患者咳嗽、咳痰。护理人员应向患者解释通过有效咳嗽可预防肺部感染，并告知患者术后咳嗽可能会有些不舒服或疼痛，但不影响伤口愈合。对于接受能力较弱的老年患者和儿童患者，护理人员可通过指导其吹气球来达到增加肺活量的目的。具体方法：准备一些普通气球，练习时每次将气球吹得尽可能大，然后放松5～10秒，重复以上动作，每次10～15分钟，每天3次。

(3)体位训练：颈椎前路手术时患者的体位是仰卧，颈部稍稍地过伸，因此术前患者需要练习去枕平卧或处于颈部稍稍地过伸的仰卧位，以坚持2～3小时为宜，以免术中长期处于这一固定体位而产生不适感。俯卧位的练习主要用于颈后路手术患者。患者俯卧在床上，用高枕头或叠好的被子把胸部垫高20～30 cm，在额部垫一个硬的东西(如书)，以保持颈部屈曲的姿势，坚持的时间应超过手术所需的时间，一般以能坚持3～4小时为宜。

(4)床上大小便及肢体功能锻炼：护理人员应强调其对手术及术后康复的积极意义，使患者在术前两天学会在床上解大小便；教会患者术后在床上进行四肢的主动活动；讲解轴线翻身的配合要点和重要性。

4.感染的预防

住院患者要保持口腔清洁，经常用含漱液含漱；对有吸烟习惯的患者，护理人员应在入院时即劝其停止吸烟，以减少对呼吸道的刺激及呼吸道分泌物；对痰多黏稠者应给以雾化吸入或使用祛痰药；指导患者训练深呼吸运动，可增加肺通气量，也有利于排痰、避免发生坠积性肺炎。

5.手术前一天的准备

(1)药敏试验：包括抗生素试验、碘过敏试验(手术中拟行造影者)。如过敏试验呈阳性，护理人员应及时通知医师，并做好标记。

(2)交叉配血：护理人员应及时抽取血标本，送血库，做好血型鉴定和交叉配血试验。

(3)皮肤准备:护理人员应按照手术要求常规备皮。颈椎前路手术的备皮范围包括下颌部、颈部、上胸部;颈椎后路手术要理光头,手术的备皮范围包括颈项部、肩胛区;若需要取自体移植,在供骨区(多为髂骨区)做准备。另外,患者还要修剪指甲、沐浴、更换清洁衣裤。

(4)选配颈托:为达到充分减压的目的,术中需切除椎间盘组织及部分椎体骨质,并进行植骨,颈椎的稳定性受到一定影响,因此术后需佩戴颈托进行保护。目前多采用前后两片式颈托,松紧可自由调节,根据患者的个体选择不同的型号。患者术前试戴一段时间,以既能控制颈部活动,又无特别不适为宜。护理人员应详细讲解颈托的佩戴、脱取、使用、保养等方法,并要求患者及其家属能正确地复述且能在护理人员指导下正确操作。佩戴颈托松紧适宜,维持颈椎的生理曲度,过松影响制动效果,过紧颈托边缘易压伤枕骨处皮肤,影响呼吸。勿让颈托直接与患者的皮肤接触,因其材料为优质泡沫,吸汗性能差,故应在颈托内垫棉质软衬垫,这样有利于汗液吸收。每天更换内衬垫1～2次,确保颈部舒适、清洁。佩戴颈托期间,保持颈托清洁,必要时用软刷蘸洗洁精清洗干净,用毛巾擦干,将颈托置于阴凉处晾干。加强颈部皮肤护理,护理人员向患者及其家属详细讲解佩戴颈托期间皮肤护理的重要性,指导、协助并教会家属定时检查患者颈托边缘及枕部皮肤的情况,并定时按摩。

(5)胃肠道准备:术前一天以半流质或流质食物为佳。对于择期手术患者、大便功能障碍导致便秘及排便困难的患者,为了防止麻醉后肛门松弛,不能控制粪便的排出,增加污染的机会或避免术后腹胀及术后排便的痛苦,护理人员应在术前晚上及手术日早晨用0.1%～0.2%的肥皂水各灌肠一次。

6.手术当天的护理

(1)观察:护理人员应观察患者的情绪、精神状况、生命体征、禁食和禁饮情况;若患者的体温突然升高、女性患者月经来潮及有其他异常情况,要及时与医师联系,应推迟择期手术的患者的手术日期。

(2)饮食:手术日早晨患者禁食、禁水,术前禁食12小时以上,禁饮4～6小时,防止麻醉或手术过程中呕吐而致窒息或吸入性肺炎。但应根据情况服用抗结核药、降糖药、降血压药。

(3)用物准备:护理人员应准备好带往手术室的各种用物,包括颈托、术中用药、影像学资料、病历等,检查术前各项准备工作是否完善,应确认所有术前医嘱、操作及医疗文书均已完成。

(4)着装准备:护理人员应要求患者仅穿病员服,里面不穿任何内衣;告知患者不要化妆、涂指甲油,以免影响术中对皮肤颜色的观察;请患者取下佩戴的饰物、义齿、手表、隐形眼镜等,将贵重物品交由家属保管。

(5)交接患者:护理人员应向接病员的手术室工作人员交点术中用物、病历等,扶患者上平车,转运期间把患者的安全放在首位;仔细核对,确认患者为拟行手术的患者。

(6)病床准备:患者进入手术室后,护理人员应更换病床上的床单、被套等物,准备输液架、氧气装置、吸引器、气管切开包、监护仪、两个沙袋及其他必需用物。

(二)术后护理

1.体位

患者术后返回病房,要有3～4人参与搬运。护理人员应协助将患者抬上病床,手术医师负责头颈部,搬运时必须保持脊柱水平位,将头颈部置于自然中立位,局部不弯曲、不扭转,动作轻、稳,步调一致,尽量减少震动,注意保护伤口,如有引流管、输液管要防止其被牵拉而脱出。因术后患者戴有颈托,将患者放置于适当体位后,需摘下颈托,在头颈部两侧各放一个沙袋以固定、制动,局部制动不仅可减少出血,还可以防止植骨块或内固定物移位。交接输血、输液及引流管情况。

2.密切观察病情变化

术后进行心电监护。术后6小时内监测血压、脉搏、呼吸、血氧饱和度,每15～30分钟1次,病情平稳后改为1～2小时1次。手术过程中刺激脊髓,导致脊髓、神经根水肿,可造成呼吸肌麻痹;牵拉气管、食管、喉上神经、喉返神经,可出现呼吸道分泌物增多、声嘶、呛咳、吞咽和呼吸困难等异常情况,应重点观察呼吸的频率、节律、深浅,面色的变化,四肢皮肤的感觉,运动和肌力情况。低流量给氧12～24小时。用醋酸地塞米松、硫酸庆大霉素或盐酸氨溴索加入生理盐水行超声雾化,每天2～3次。护理人员应鼓励患者咳嗽,促进排痰,必要时使用吸痰器,保持呼吸道通畅。如患者出现憋气、呼吸表浅、口唇及四肢末梢发绀,血氧饱和度降低,护理人员应立即报告医师并协助其处理。

3.观察伤口情况

如有渗出、护理人员应及时更换潮湿的敷料,观察渗出液的量和色;妥善固定引流管并保持其通畅,一般术后24～48小时,引流量＜50 mL,引流液颜色淡,即可拔管;注意观察有无脑脊液漏。

4.皮肤护理

护理人员应避免患者的皮肤长时间受压，注意保持床单清洁、平整，协助患者翻身，为其拍背，每 2 小时 1 次；帮其更换体位时保持脊柱中立位，防止颈部过屈、过伸及旋转。

5.预防肺部、泌尿系统感染

患者卧床期间，护理人员应给予口腔护理，每天 2 次；术后第 2 天即可嘱患者做深呼吸及扩胸运动；每天以 1∶5 000 呋喃西林或 500 mL 生理盐水密闭式冲洗膀胱 2 次，擦洗会阴 2 次，每天更换尿袋，定时放尿；嘱患者多饮水，每天的饮水量不少于 2 500 mL。

6.活动护理

患者下床时先坐起，逐渐移至床边，双足垂于床下，适应片刻，无头晕、眼花等感觉时，再站立行走，防止长时间卧床后突然站立导致直立性低血压而摔倒。

7.加强锻炼

护理人员应在术后第 1 天协助患者做肢体抬高、关节被动活动及肌肉按摩等，第 2 天嘱患者练习握拳，抬臂，伸、曲髋、膝、肘关节，每天 2～3 次，每天 15～30 分钟，循序渐进，以患者不疲劳为主。

（三）出院指导

（1）护理人员应嘱患者术后 3 个月内继续佩戴颈托以保护颈部，避免颈部屈伸和旋转运动。

（2）护理人员应嘱患者保持颈托清洁、松紧适中，内垫小毛巾或软布以确保舒适，防止皮肤压伤；始终保持颈部置中立位，平视前方，卧位时去枕平卧或仅垫小薄枕，保持颈椎的正常曲度；禁止做低头、仰头、旋转动作；避免长时间看电视、电脑、书、报纸，防颈部过度疲劳；避免用高枕，保持颈部功能位，特殊情况下遵医嘱。

（3）患者应继续加强功能锻炼，保持正常肌力，加大关节活动度；持之以恒，促进颈部肌肉血液循环，防止颈背肌失用性萎缩。

（4）术后 3 个月患者应门诊复查随访。若颈部出现剧烈疼痛或吞咽困难，有梗塞感，应及时来院复查，可能为植骨块、内固定物松动、移位、脱落。

（5）术后 6 个月患者可恢复工作，工作中注意不能长时间持续屈颈，保持颈椎正常曲度以防复发；术后 3 个月内禁抬重物。

（6）应用营养神经药物 1～3 个月。

第二节　腰椎间盘突出症

腰椎间盘突出症是指因腰椎间盘变性、破裂后髓核组织向后方突出或突至椎板内,致使相邻组织遭受刺激或压迫而出现的一系列临床症状。腰椎间盘突出症为临床上常见的疾病之一,多见于青壮年,虽然腰椎各节段均可发生,但以发生在 $L_{4\sim5}$、$L_5\sim S_1$ 为多见。

一、病因

(一)退行性变

腰椎间盘突出症的危险因素有很多,其中腰椎间盘退行性变是根本原因。椎间盘的退行性变从 20 岁即开始,在 30 岁时已很明显。此时,在组织学方面可见到软骨终板柱状排列的生长层消失,关节层逐渐钙化,并伴有骨形成和血管的侵入。

(二)职业相关性

腰椎间盘突出症有明显的职业相关性。工作中反复举重物,有垂直震动、扭转等特点者,腰椎间盘突出症的发病率高。腰椎间盘长期受震荡,产生慢性压应力,使椎间盘退行性变和突出。长期弯腰工作者的髓核长期被挤向后侧,纤维环后部长期受到较大的张应力,再加上腰椎间盘后方纤维环较薄弱,易发生突出,所以他们也是腰椎间盘突出症的高危人群。

(三)外伤

外伤是腰椎间盘突出症的重要因素,儿童和青少年发生腰椎间盘突出症的原因多为外伤。

(四)遗传因素

腰椎间盘突出症有家族性发病的报道。有些人种的发病率较低。

(五)腰骶先天异常

腰骶椎畸形可使发病率升高,包括腰椎骶化、骶椎腰化、半椎体畸形等。

(六)体育运动

很多体育运动虽能强身健体,但也能增加腰椎间盘突出症发生的可能性。

跳高、跳远、高山滑雪、体操、足球等活动能使椎间盘在瞬间受到巨大的压应力和旋转应力,纤维环受损的可能性大大增加。

(七)其他因素

寒冷、酗酒、腹肌无力、肥胖、多产、某些不良站姿和坐姿,也是腰椎间盘突出症的危险因素。

二、临床表现

(一)疼痛

腰痛是腰椎间盘突出症最早的症状。腰椎间盘突出症是在腰椎间盘退行性变的基础上发展起来的,在突出以前的椎间盘退行性变发生时即可出现腰痛。腰痛多数是由慢性肌肉失衡、姿势不当或情绪紧张引起的。椎间关节的牵涉性疼痛是由椎旁肌肉、韧带、关节突、关节囊、椎间盘或硬膜囊受损引起的,疼痛在腰骶部或患侧下肢。若腰部的肌肉慢性劳损,其疼痛一般局限于腰骶部,不向下肢放射。神经根引起牵涉性疼痛,其支配的皮节易出现刺痛、麻木感,若前根的运动神经受压,可出现支配肌肉的力量下降和萎缩。

(二)下肢放射痛、麻木

下肢放射痛、麻木主要是因为突出的椎间盘对脊神经根造成化学性和机械性刺激,表现为腰部至小腿后侧的放射性疼痛或麻木感。肢体麻木多与下肢放射痛伴发。麻木是突出的椎间盘压迫本体感觉和触觉纤维引起的。有少数患者自觉下肢发凉、无汗或出现下肢水肿,这与腰部交感神经根受到刺激有关。中央型巨大突出者,可出现会阴部麻木、刺痛、排便及排尿困难,男性阳痿,双下肢坐骨神经疼痛。

(三)肌肉萎缩

腰椎间盘突出症较重者,常伴有患下肢的肌萎缩,多见拇趾背屈肌力减弱。

(四)活动范围减小

腰椎间盘突出症常引起腰椎的活动度受限。前屈受限病变多在上腰椎,侧屈受限有神经根受刺激的情况,伸展受限多有关节突关节的病损。

(五)马尾神经症状

马尾神经症状主要表现为会阴部有麻木和刺痛感,排便和排尿困难。

(六)体格检查

体格检查可发现腰椎生理曲度改变,腰背部压痛和叩痛,步态异常,直腿抬高试验呈阳性等。

三、辅助检查

辅助检查包括摄腰椎正侧位、斜位片，CT、MRI 检查，对有马尾神经损伤者行肌电图检查。

四、治疗

(一)非手术治疗

非手术治疗适用于首次发病者、疾病较轻者、诊断不清者、不宜手术者。方法包括卧床休息、卧床休息加牵引、用支具固定、理疗、封闭治疗、采用髓核溶解术。

(二)手术治疗

对有以下情况的患者，应手术治疗。

(1)诊断明确，病史超过半年，经过严格保守治疗至少 6 周无效；或保守治疗有效，经常复发且疼痛较重而影响工作和生活。

(2)腰椎间盘突出症首次发作，疼痛剧烈，患者因疼痛难以行动及入睡，被迫处于屈髋屈膝侧卧位，甚至跪位。

(3)单根神经麻痹或马尾神经受压麻痹，表现为肌肉瘫痪或出现直肠、膀胱症状。

(4)病史虽不典型，但脊髓造影或其他影像学检查显示硬脊膜明显充盈缺损或神经根压迫征象，或显示巨大突出。

(5)椎间盘突出并有腰椎管狭窄。

五、护理措施

(一)术前护理

1.心理护理

腰椎间盘突出症大多病程长，反复发作，给生活及工作带来极大不便，患者的心理负担重。护理人员应深入病房与患者交流、谈心，了解患者所思所虑，给予正确疏导。针对自身疾病转归不了解的患者，护理人员应根据患者的年龄、性别、文化背景、职业、性格特点，耐心向患者介绍疾病的病因、解剖知识、临床症状、体征，使患者掌握该病的基本知识，能配合治疗及护理。对担心手术不成功及预后的患者，护理人员要向患者介绍主管医师的技术水平及可靠性，简明、扼要地介绍手术过程、注意事项及体位的要求，增强患者对手术的信心，使患者处于最佳状态、接受手术。

2.术前检查

该病患者的年龄一般较大，故术前护理人员应认真协助患者做好各项检查；了解患者的全身情况，是否有心脏病、高血压、糖尿病等严重全身疾病，如有异常，给予相应的治疗，使各项指标接近正常，以减少术后并发症的发生。

3.体位准备

术前 3～5 天，护理人员应指导患者在床上练习大小便，防止术后卧床期间因体位改变而发生尿潴留或便秘。

4.皮肤准备

术前 3 天，护理人员应嘱患者洗澡，为活动不便的患者认真擦洗手术部位；术前1 天备皮、消毒，注意勿损伤皮肤。

(二)术后护理

1.生命体征观察

术后护理人员应监测体温、脉搏、血压、呼吸及面色等情况，持续心电监护，每 1 小时记录 1 次，发现异常，立即报告医师。护理人员应观察患者双下肢运动、感觉情况及大小便有无异常，及时询问患者腰痛、腿痛和麻木的改善情况，如发现患者体温升高伴有腰部剧烈疼痛，应及时处理。

2.切口引流管的护理

护理人员应观察伤口敷料有无渗血、脱落或移位，伤口有无红肿，缝线周围情况如何。术后一般需在硬膜外放置负压引流管，观察并准确记录引出液的颜色、性质、量。保持引流通畅，防止引流管扭曲、受压、滑出。第 1 天引流量应少于 400 mL，第 3 天应少于 50 mL，此时即可拔除引流管，一般术后 48～72 小时拔管。若引流量大，色淡，且患者出现恶心、呕吐、头痛等症状，护理人员应警惕脑脊液漏，及时报告医师。有报道称腰椎间盘突出症术后脑脊液漏的发生率为 2.65％。

3.体位护理

术后患者要在硬板床上仰卧 4～6 小时，以减轻切口疼痛和术后出血，之后则根据手术方法可以侧卧或俯卧。护理人员应帮助患者翻身，按摩受压部位，必要时加铺气垫床，避免压疮发生，帮助患者翻身时，保持患者的脊柱平直，勿使脊柱屈曲、扭转，避免拖、拉、推等动作。

4.饮食护理

术后护理人员应给予患者清淡、易消化、富有营养的食物，如蔬菜、水果、米粥、汤类。患者禁食辛辣、油腻、易产气的豆类食品及含糖较高的食物，大便通畅后可逐步增加肉类。

5.尿潴留及便秘的护理

护理人员应了解患者产生尿潴留的原因，给予必要的解释和心理安慰，给患者创造良好排便环境，让患者听流水声及用温水冲洗会阴部，必要时用穴位按摩帮助排尿或导尿，解除尿潴留；指导患者掌握在床上大便的方法，术后 3 天禁食辛辣及含糖较高的食物，多食富含粗纤维的蔬菜、水果；按结肠走向按摩患者的腹部，嘱其每天早晨空腹饮 1 杯淡盐水，必要时给患者用缓泻剂灌肠。

6.并发症的护理

(1)脑脊液漏：由多种原因引起，如锐利的骨刺、手术时硬膜损伤。患者表现为恶心、呕吐和头痛等，伤口负压引流量大，色淡。护理人员应给患者取去枕平卧位，在伤口局部用 1 kg 沙袋压迫，同时减轻引流球负压。护理人员应遵医嘱静脉输注林格液，必要时让医师探查伤口，缝合裂口或修补硬膜。

(2)椎间隙感染：是椎节深部的感染，多见于椎间盘造影、髓核化学溶解或经皮椎间盘切除术术后。该并发症表现为背部疼痛和肌肉痉挛，并伴有体温升高。MRI 检查是可靠的检查手段。一般采用抗生素治疗。

六、健康教育

(1)护理人员应向患者说明术后功能锻炼对恢复腰背肌的功能及防止神经根粘连的重要性。虽然手术摘除了突出的髓核，解除了对神经根的压迫和粘连，但受压后(尤其是病程较长者)出现的神经根症状的消除以及腰、腿部功能的恢复仍需较长的时间，而手术又不可避免地引起不同程度的神经根粘连。进行功能锻炼可促进损伤组织的修复，改善肌肉萎缩、肌力下降等，有利于纠正不良姿势。功能锻炼的原则：先少量活动，以后逐渐增加运动量，以锻炼后身体无明显不适为度，持之以恒。

(2)直腿抬高锻炼：术后 2～3 天，护理人员应指导患者做直腿抬高锻炼，每次抬高应超过 40°，持续 30 秒至 1 分钟，每天 2～3 次，每次 15～30 分钟，逐渐增加高度，以能耐受为限。

(3)腰背肌功能锻炼：患者术后应尽早锻炼以恢复腰背肌的功能，缩短康复过程。进行腰背肌功能锻炼时应严格掌握锻炼的时间及强度，遵循循序渐进、持之以恒的原则。一般开窗减压，半椎板切除术术后1周，全椎板切除术术后3～4周，植骨融合术术后6～8周开始腰背肌功能锻炼。具体锻炼方法为先采用五点支撑法。患者取仰卧位，屈肘，伸肩，然后屈膝，伸髋，同时收缩背伸肌，以双脚、双肘及头部为支点，使腰部离开床面，每天坚持锻炼数十次。1～2周后改为三点支撑法。患者双肘屈曲贴胸，以双脚及头枕为支点，使整个身体离开床面，每天坚持数十次，持续4～6周。飞燕法：先取俯卧位，颈部向后伸，稍用力抬起胸部离开床面，两上肢向背后伸，两膝伸直，再从床上抬起双腿，以腹部为支撑点，身体两头翘起，每天3～4次，每次20～30分钟。应坚持功能锻炼半年以上。

第三节　上肢骨折

人类拥有极其灵巧的双手，上肢的结构为手部活动提供了保障，肩、肘、腕以及手部各关节的复杂连接，各肌群高度协调等，都是为了使双手充分发挥其活动功能。因此，上肢骨折后治疗的主要目标是恢复上肢关节的活动能力，维持和恢复手部动作的灵活性和协调性，从而恢复正常活动能力与工作能力。

一、锁骨骨折

(一)概述

锁骨骨折是较常见的一种骨折，多发生于儿童及青壮年，大多由间接暴力引起。例如，跌倒时肩部着地，暴力可传导至锁骨，引起骨折；跌倒时手向外撑，也可引起锁骨中1/3处骨折。仅少数锁骨骨折为直接暴力所致。

(二)临床表现

(1)患侧肩下垂，向前内侧倾斜，头偏向患侧，患者用健侧手掌支托患侧肘部。

(2)局部疼痛肿胀，有皮下瘀斑，骨折处异常隆起。

(3)局部压痛明显，可触及移位的断端。

(三)治疗原则

1.无移位骨折

用三角巾悬吊患肢3～6周。

2.有移位中段骨折

采用手法复位,横行8字形绷带固定。

3.粉碎性骨折或合并血管、神经损伤

手术探查,修复血管、神经,骨折端复位内固定。如果断端骨质缺损严重,可行植骨术。

4.合并头、胸、腹部损伤而不能立即整复

可让患者卧床,将枕垫于背部两肩胛之间,使肩成后伸、外展位,待全身情况好转后再固定。

5.骨折不愈合或畸形愈合影响功能

可切开复位钢针内固定,术后用三角巾悬吊患肢5~6周,然后让患者进行练习活动。再用吊带保护3~4周,以免因骨折愈合不牢发生再骨折。

(四)护理措施

(1)术前患者的两肩保持后伸、外展位。护理人员遵医嘱术前2小时内备皮,范围上至同侧乳突部,下至上臂下1/3,两侧过躯体正中线,包括腋下。

(2)患者术后6小时内平卧,可适当抬臀;两肩胛间垫一个软枕,两肩后伸、外展。

(3)并发症护理:①护理人员应预防患者的肺部感染。②预防骨折部位与附近的软组织发生粘连,影响肩关节的活动度。护理人员应做好家属工作,取得配合,共同督促患者锻炼。护理人员应正确指导患者进行肩关节功能锻炼。患者麻醉清醒后即可开始患肢主动握拳、伸拳、屈腕、伸腕练习及主动耸肩练习,每天3次,每次15~30分钟。

(4)患者麻醉清醒后即可进行肘关节的锻炼。方法:在肩关节制动的情况下,开始做握拳、伸指、屈指、屈腕、伸腕、屈肘、伸肘等活动,每天3次,每次15~30分钟。护理人员应鼓励患者进行深呼吸、躯干和下肢的主动运动。患者经医师同意后,进行前臂内、外旋等主动练习,尽量让幅度大,逐渐增加用力程度。第二周增加捏小球,抗阻腕屈伸运动,被动或主动的肩外展、旋转运动。第三周增加抗阻的肘屈伸与前臂内外旋运动,取仰卧位,用头与双肘支撑,做挺胸练习。

(5)健康教育:伤后根据个人情况适当活动,下地活动时避免碰撞患肢,可用前臂吊带保护患肢。伤后初期饮食以清淡、易消化的食物为主;恢复期多吃瘦肉、鸡蛋等高蛋白食物,多吃蔬菜、水果等富含纤维素的食物,保持大便通畅。患者发生骨折后,一般非常紧张,因此护理人员要耐心做好心理护理,使其对疾病有正确的认识,为手术治疗做好准备,树立战胜疾病、早日康复的信心。

二、肱骨干骨折

(一)概述

肱骨外科颈下 1～2 cm 至肱骨髁上 2 cm 段内的骨折称为肱骨干骨折。在肱骨中下部,有肱骨主要营养动脉经滋养孔入骨,下 1/3 段骨折常使该血管损伤,使骨折段血供不良,是发生骨折愈合不良或不愈合的原因之一。肱骨中下 1/3 段后外侧有桡神经沟,桡神经在其内紧贴。此处骨折时,易合并桡神经损伤。上臂有多个肌肉附着点,故不同平面骨折所致骨折移位也不同。

肱骨干骨折是一种常见的损伤,约占全身骨折的 1%,直接暴力多致中上 1/3骨折,多为横形或粉碎骨折。传导暴力多致中下 1/3 段骨折,多为斜形或螺旋形骨折。旋转暴力多可引起肱骨中下 1/3 交界处骨折,所引起的肱骨骨折多为典型螺旋形骨折。如骨折平面在三角肌止点以上,近折端受胸大肌、大圆肌、背阔肌牵拉向内移位,远折端因三角肌、肱二头肌、肱三头肌的作用向外上移位。如骨折平面在三角肌止点以下,近折端受三角肌和喙肱肌牵拉向外前移位,远折端受肱二头肌、肱三头肌的作用向上重叠移位。

(二)临床表现

此种骨折均有明显外伤史,出现局部肿胀、疼痛、畸形和皮下瘀斑,有上肢活动障碍。检查可发现反常活动及骨擦感,骨传导音减弱或消失。常规的正侧位X线片检查可明确骨折部位、类型及移位情况,以供治疗参考。例如,合并桡神经损伤者可出现典型垂腕、各手指掌指关节不能背伸,拇指不能伸,手背桡侧3个半指的皮肤大小不等的感觉麻木区。

(三)治疗原则

(1)对横断、斜型或粉碎型骨折可于复位后用夹板或石膏固定,练习肩关节活动时应弯腰 90°,做钟摆样活动,因直立位练习易引起骨折部位成角畸形。

(2)对螺旋形或长斜型骨折可采用小夹板固定,亦可采用悬垂石膏固定,通过石膏重量的牵引使骨折复位,但患者不能平卧,睡觉时需取半卧位。

(3)对有以下情况的患者可考虑手术治疗:①反复手法复位失败,骨折端对位、对线不良,估计愈合后影响肩肘关节功能;②骨折有分离移位,或骨折端有软组织嵌入;③合并神经、血管损伤;④陈旧骨折不愈合;⑤有影响肩肘关节功能的畸形;⑥同一肢体或其他部位有多发性骨折;⑦有病理性骨折;⑧有 8～12 小时内污染不重的开放性骨折。

对合并桡神经损伤的患者,术中应探查神经,若完全断裂,可一期修复桡神经。若为挫伤,神经的连续性存在,则切开神经外膜,减轻神经继发性病理改变。

(四)护理措施

1.体位护理

对肱骨干上 1/3 骨折要用夹板超肩关节固定,对中 1/3 骨折则不超过上下关节固定,下 1/3 骨折要用夹板超肘关节固定。小夹板固定、石膏固定或手术切开复位内固定术后,患者卧床时须用垫枕将患肢抬高,高于心脏水平,以利于静脉、淋巴回流,减轻肿胀。患者站立时应将前臂置于功能位,屈肘 90°,用前臂悬吊带将患肢悬挂于胸前。悬垂石膏固定的患者应采取半卧位,以继续维持其下垂牵引的作用。悬垂石膏固定法是利用石膏和上肢的重量以达到整复和矫正成角畸形的目的,多用于螺旋型骨折或斜型骨折有短缩移位者。

2.饮食护理

整复或手术前,护理人员应尊重患者的生活习惯,建议其进食高蛋白、富含维生素、高纤维、易消化的食物。手术当日根据麻醉方式选择进食时间,臂丛或颈丛神经麻醉术后禁食 4 小时后可以进流质食物。术后第2 天,患者宜进清淡、易消化、温热的食物,如鸡蛋、牛奶、新鲜蔬菜、瘦肉、新鲜水果,禁食辛辣、油腻、生冷的食物。肱骨干骨折的中后期患者可以进食滋补肝、肾的食物,如动物肝脏、牛奶、排骨汤、瘦肉、蘑菇、水果,以促进骨折愈合。

3.伤肢护理

对闭合穿针夹板外固定者,护理人员应保持针眼干燥,防止针眼感染,随时注意调节夹板的松紧度,保持有效外固定,固定松紧以夹板上下移动 1 cm 为宜,严密观察患肢外周血液循环、感觉、运动情况及桡神经损伤情况,如发现患肢发凉、发紫,垂腕,掌指关节不能伸直,拇指不能背伸等情况,及时报告医师处理。对石膏固定者,护理人员应保持石膏清洁,观察石膏的松紧度,防止压疮或桡神经损伤症状。

4.功能锻炼

患者在骨折复位或手术后麻醉消失即可进行手指、腕关节的屈、伸活动。术后 24 小时后护理人员应协助并指导患者进行指间关节、掌指关节的活动,如握拳、抓空增力、五指起落、腕关节的背伸、屈曲、桡偏、尺偏运动,每天 2~3 次,每次 5~10 分钟。术后 6 周解除外固定后,护理人员应协助并指导患者做肘关节、肩关节的活动,如肩关节外展、内收、抬举及肘关节屈、伸,并配合药物擦洗、按摩,使肩关节、肘关节的功能早日恢复。

5.健康教育

护理人员应嘱咐患者加强营养,根据不同体质进行饮食调护。患者应多食滋补肝、肾之品,如瘦肉、骨头汤、桂圆、山药。患者出院时护理人员应将药物的名称、剂量、用法、注意事项等告诉患者,嘱其按医嘱服用接骨续筋药物,以促进骨折愈合。例如,三七接骨丸,每天 2 次,每次 6 g,饭后服用,多饮水,防上火。护理人员应嘱患者继续做指、掌、腕关节的活动,并做上臂肌肉的主动收缩活动,应注意加强肩关节、肘关节活动,活动范围由小到大,次数由少到多,然后进行各个方向的综合练习,切不可操之过急。固定解除后,患者可配合中药熏洗、用红花酒按摩等方法,以利于舒筋活络、通利关节。如伤口未拆线患者即出院,护理人员应告诉患者注意伤口情况并遵医嘱及时到医院换药,直至伤口愈合。护理人员应告诉穿针患者注意针眼处情况,如有渗液,及时就诊;对带石膏及外固定出院患者,告知患者注意事项,如有外固定断裂、松动,及时就诊;对使用“U”形石膏固定的患者,嘱其必须在肢体肿胀消退后更换 1 次石膏。肱骨中下 1/3 骨折,固定时间适当延长,X 线复查见断端有大量骨痂生长、骨折线已模糊之后,才能解除固定。

三、尺桡骨双骨折

(一)概述

尺桡骨双骨折是常见的创伤,多发生于青少年。尺桡骨双骨折由 3 种暴力引起。①直接暴力:多见于打击或机器伤。骨折为横型或粉碎型,骨折线在同一平面上。②间接暴力:跌倒时手掌触地,暴力向上传达,桡骨中部或上 1/3 骨折,残余暴力通过骨间膜转移到尺骨,造成尺骨骨折。所以骨折线位置低。桡骨为横型或锯齿状,尺骨为短斜型,骨折移位。③扭转暴力:前臂受扭转外力,造成骨折。跌倒时,前臂过度旋前或旋后,发生双骨螺旋性骨折。多数此类骨折由尺骨内上方斜向桡骨外下方,骨折线方向一致,尺骨干的骨折线在上,桡骨的骨折线在下。

(二)临床表现

前臂外伤后出现肿胀、畸形、疼痛,伤肢活动障碍,检查时见前臂压痛,有假关节活动、骨擦音、骨擦感。X 线片能确定诊断及骨折类型,投照范围应包括上尺桡关节、下尺桡关节,以判断骨折移位的程度及是否存在上尺桡关节、下尺桡关节的损伤。

(三)治疗原则

1.闭合复位外固定

多数闭合性尺桡骨骨折可采用闭合复位外固定治疗。在充分麻醉状态下，根据桡骨近端的旋转位置，将前臂远端置于相应的旋转位置，然后采用牵引、分骨及回旋等手法纠正重叠、侧方移位及旋转移位，使骨折端变为单一的掌、背方向的移位。如为横断型骨折，可用折顶及提按等手法加以纠正。

双骨折不能同时复位，一般可先复位桡骨，再复位尺骨，也可先复位稳定骨，再复位另一种骨。

儿童青枝骨折前臂有向掌侧成角畸形时，常伴有旋后畸形。闭合复位时，不应单纯纠正成角应力，需同时将骨折远端旋前，才可达到良好效果。

骨折复位后，常采用夹板或石膏外固定。应用分骨垫时，要注意防止局部压疮。固定过程中，要注意调整固定的松紧及观察伤肢血运，以防止骨筋膜室综合征出现，给患者带来巨大痛苦。外固定时间一般为6～10周，可根据X线及临床表现，来确定去除外固定的时间。

2.开放复位内固定

对以下情况可考虑行开放复位内固定：①开放性骨折；②多段骨折或不稳定性骨折，不能满意复位或不能维持复位；③多发性骨折，尤其是同一肢体多发性骨折；④有对位不良的陈旧性骨折或影响功能的畸形愈合；⑤骨折断端间软组织嵌入，影响复位。

骨折行开放复位后，可采用钢板螺丝钉或加压钢板螺丝钉内固定，亦可采用髓内钉内固定。术后适当采用外固定。

尺桡骨骨折后如处理不当，可出现畸形愈合、不愈合、骨筋膜室综合征、骨间膜挛缩以及桡神经深支损伤等并发症。

(四)护理措施

(1)护理人员应了解患者的心理所需，消除其恐惧、不安的情绪，协助患者做好各项检查。

(2)手法复位或手术前，护理人员应尊重患者的生活习惯，建议其进食高蛋白、高维生素、高纤维、易消化的食物。手术当日根据麻醉方式选择进食时间：臂丛神经麻醉者，术前4～6小时禁食、水；全麻患者术前8小时禁食、水。术后第2天，患者宜食高维生素、清淡、可口、易消化的食物，如新鲜蔬菜、米粥、面条，忌生冷、辛辣、油腻的食物。后期患者可进食高蛋白食物，如牛奶、鸡蛋、瘦肉。

(3)手法复位或手术后护理人员应给患者抬高患肢,以利于肿胀消退;注意观察患者手的温度、颜色及感觉,并向患者及家属说明注意事项。若手部肿胀严重,皮肤发凉、青紫、疼痛剧烈,护理人员应立即检查夹板或石膏是否固定得太紧,必要时去除外固定,警惕发生前臂骨筋膜室综合征。应观察手术者渗血情况,术后30分钟观察1次,观察4～6次无异常后,4～8小时观察1次,连续3天,各班床头交接。有异常时护理人员应及时报告医师。

(4)患者在手术后或复位固定后即开始进行手指屈伸、握拳活动及上肢肌肉收缩活动,握拳时要尽量用力,充分屈伸手指,以促进气血运行,使肿胀消退。开始锻炼时活动范围和运动量可略小,以后逐渐增加。手术或复位固定后2～3周,局部肿胀消退,可以开始进行肩、肘、腕关节的屈伸活动,活动范围、频率逐渐增大,但应避免前臂旋转活动。手术或复位固定后6～8周,可做适当的前臂旋转活动。外固定解除后,配合中药熏洗,全面锻炼患肢功能。

(5)健康教育:护理人员应嘱患者注意观察肢体远端血液循环活动和感觉情况,观察夹板或石膏的松紧是否适宜。根据骨折的愈合情况,护理人员应遵医嘱指导患者继续服用药物。患者要加强营养,促进骨折处愈合,多食骨头汤、鸡蛋、鱼汤等;外固定解除后加强肘关节的伸、曲和前臂旋转活动。患儿在玩耍时注意保护患肢,防止再次弄伤患肢。患者术后1周复查,以后根据骨折愈合的情况定期复查至痊愈,发现问题及时处理。

第四节　下肢骨折

从流行病学的角度看,下肢骨折的发病率高,易合并多发伤、开放伤;从解剖及生物力学观点看,下肢功能主要为负重及行走功能,下肢要有高度的稳定性,治疗中要求骨折复位达到满意程度,恢复下肢的正常轴线,以避免骨关节炎的发生。下肢受力较大,内固定器材要坚固。两下肢应等长,若长度相差2 cm以上,就会影响走路,相差越大,影响越严重。目前,国内外对下肢骨折多采用内固定治疗。

一、股骨干骨折

(一)概述

股骨干骨折是骨科临床上常见的骨折之一。由于股骨是人体内最大的骨骼，是下肢的主要负重骨之一，对其治疗不当可引起长期的功能障碍及严重的残疾。该病占骨折总数的10%～15%，多发生于股骨的中1/3处。高能创伤(如坠落伤、跌伤、车祸伤)是常见的病因。该病常常合并多系统损伤。

(二)临床表现

局部疼痛、肿胀和畸形较明显，有活动障碍，远端肢体异常扭曲，出现反常活动、骨擦音。股骨干骨折可因出血量大出现休克症状和体征。

(三)治疗原则

1.非手术疗法

非手术疗法多采用牵引治疗，可分为皮牵引和骨牵引。对3岁以下儿童一般采用垂直悬吊牵引，时间为3～4周，牵引重量以患儿臀部稍稍离开床面为度。3～4周时X线检查见有骨痂生长后，可去除牵引。由于儿童骨骺的愈合能力及塑形能力强，对于2 cm以内的短缩及15°以内成角可自行矫正。对于4岁以上的儿童及成人可采用骨牵引，为避免损伤胫骨结节骨骺，对儿童采用胫骨上端牵引，在牵引过程中需定期复查X线片以了解骨折复位及对位、对线维持情况。儿童的牵引时间一般为4～6周，成人的牵引时间为8～12周，牵引期间加强大腿肌肉特别是股四头肌的锻炼。

2.手术治疗

股骨干骨折是髓内钉内固定的最佳适应证。目前临床多采用交锁髓内钉固定，需注意应在术后4～6周复查X线片，如骨痂生长满意，可改静力固定为动力固定。

钢板固定是偏心固定，而且会造成一定的应力遮挡，因此目前其主要适应证如下：①儿童股骨干骨折，但需注意切勿损伤骨骺，而且骨折两端应各有4个皮质骨螺钉固定；②开放性骨折合并神经、血管损伤；③髓腔狭窄或骨干发育畸形，不适合髓内钉固定；④多发伤患者体位不适合髓内钉固定；⑤骨折畸形愈合，需截骨矫形或骨折不愈合，有较大骨缺损者。

外固定器治疗的主要适应证有污染严重的开放性骨折，合并有血管损伤的骨折，患者全身情况不允许时，对骨折进行临时固定。

对于股骨干骨折合并有股骨颈骨折，可以选择不同组合的内固定：交锁髓内钉+空心加压螺钉；钢板+空心加压螺钉；逆行髓内钉+空心加压螺钉。

(四)护理措施

1.病情观察

护理人员应严密观察患者的体温、脉搏、呼吸、血压、神志、瞳孔的变化,遵医嘱尽快建立静脉通道,以防创伤性休克的发生。如发现患者的体温突然升至38 ℃以上,脉搏为每分钟 120～200 次,又无其他感染迹象,或患者烦躁不安、呼吸困难、神志模糊、有皮下淤血点、血压下降、出现进行性低氧血症等,护理人员应怀疑有脂肪栓塞的可能,立即报告医师,给予及时处理。

护理人员应抬高患肢,严密观察患肢外周血液循环、感觉、运动情况。对新鲜骨折入院、手术、整复、牵引和进行石膏夹板外固定的患者,护理人员应进行床头交接;如患者的患肢剧烈疼痛、肿胀、麻木,皮肤温度降低,苍白或青紫,提示肢端血液循环障碍,须立即报告医师,查明原因,对症处理。

2.患肢体位护理

股骨骨折的部位不同,要求下肢的体位亦不同。一般下段骨折,应屈膝70°～80°,屈髋 30°～40°;中段骨折,应屈膝 60°～70°,屈髋 40°左右,并将患肢置于 60°外展位;上段骨折,应屈膝、屈髋 70°左右,并保持外展位 65°左右。护理人员应经常巡视病房,掌握患者的病情和治疗情况,以防患肢畸形愈合。

3.疼痛护理

护理人员应加强观察,区分疼痛的不同性质及临床表现,以确定引起疼痛的不同原因,对症处理;在进行各项护理操作时动作要轻柔、准确,避免粗暴、剧烈,以防加重患者的疼痛感。护理人员要做好患者的心理护理,以提高疼痛阈值;必要时可应用止痛药物或镇痛泵。

4.伤口及引流管护理

护理人员应密切观察患肢伤口渗血及末梢感觉、运动的情况,观察伤口引流管是否通畅,引流液的量、颜色和性质。如引流量持续增多,色泽鲜红,护理人员应立即报告医师,暂时关闭引流器或取消负压,防止发生失血性休克。

5.功能锻炼

护理人员应指导患者行踝关节的跖屈和背伸锻炼,练习股四头肌收缩运动,并活动膝关节。术后第2 周患者应开始练习抬臀,进行屈膝、屈髋活动。方法是以健足蹬床,两手扶床沿练习抬臀,尽量使身体抬高,离开床面,以达髋、膝活动的目的。术后第 3～4 周加练抬大腿。方法是患足背伸,股四头肌绷紧,臀部完全离开床面,使大腿、小腿成一条平线,以加大髋、膝的活动范围。术后第 6 周去除骨牵引,患者先在床上锻炼 1 周,然后视骨痂情况扶双拐下地,患肢不负重,练习行走。下床活动后，用外洗中药熏洗膝、踝关节，以利于舒筋、活血、消肿，在短时间内使关节恢复正常活动度。

6.健康教育

护理人员应嘱患者不可随意拆除外固定。功能锻炼用力适度，活动范围由小到大，循序渐进，不可操之过急。每次活动应以不疲劳为度，以免给骨折愈合带来不良影响。股骨中段以上骨折，下床活动时患者应注意保持患肢外展位，以免因负重和内收肌的作用而发生继发性向外成角突起畸形。患者应继续加强功能锻炼。股骨干骨折患者需较长时间扶拐锻炼，因此护理人员应指导患者正确地使用双拐，教会患者膝关节功能训练方法。2～3 个月后拍片复查。若骨折已骨性愈合，可酌情使用单拐，而后弃拐行走。

二、髌骨骨折

(一)概述

髌骨是人体最大的籽骨，呈三角形且扁。后面有一纵嵴将髌骨分为内、外侧两部分，每个部分又分为上、中、下 3 个小关节面，在内侧 3 个关节面的最内侧，另有 1 个纵行的小关节面。在膝关节屈伸活动过程中不同关节面与股骨滑车面相接触，与股骨滑车面形成髌股关节。髌骨前方有股四头肌腱膜覆盖，并向下延伸形成髌韧带，止于胫骨结节，向上为股四头肌腱；两侧为内、外侧支持带及髌旁腱膜，内侧支持带宽大，可防止髌骨向外侧脱位；股外侧肌与髌韧带的轴线偏外侧，拉髌骨向外侧移位，形成股四头肌髌骨角(称Q 角)，此角正常时不超过 14°。

髌骨与其周围的韧带、腱膜共同形成伸膝装置，增大股四头肌作用力矩，集中股四头肌各方向的牵引力，再通过髌韧带止于胫骨结节，有效地完成股四头肌的伸膝动作。髌骨在膝关节活动中有重要的生物力学功能，其主要作用为传导并增强股四头肌的作用，协助维持膝关节的稳定，保护膝关节，并在膝关节伸直过程中起滑车作用。若切除髌骨，髌韧带更贴近膝关节的活动中心，使伸膝的杠杆臂缩短，股四头肌需要比正常多 30% 的肌力才能伸膝。多数患者，尤其是老年患者不能承受这种力，因此，髌骨骨折后应尽可能恢复其完整性。如治疗不当，可引起膝关节功能障碍，如外伤性膝关节炎。

(二)临床表现

髌骨骨折属关节内骨折，骨折后膝关节腔内有大量积血，膝前方肿胀、疼痛、有瘀斑。膝部无力，不能主动伸直膝关节。检查可发现髌骨前方压痛，受伤早期可扪及骨折分离出现的凹陷。由于关节内积血，浮髌试验呈阳性。膝关节的正侧位 X 线摄片可明确骨折的部位、类型及移位程度，是选择治疗方法的重要依据。如为纵裂或边缘骨折，必须自髌骨的纵轴方向投照，方能查出。

(三)治疗原则

(1)非手术疗法：包扎 3～4 周。

(2)手术疗法：抽尽膝关节内积血，保持伸直位，加压。①切开复位内固定术(髌骨环扎术)：适合于粉碎性骨折或横行骨折移位较大且后关节面平整者。②张力带钢丝固定术：适用于横断移位超过 1 cm 的横行骨折。③髌骨部分切除：对髌骨上半部分或下半部分粉碎性骨折，复位固定完整的部分大于髌骨一半者，注意缝合股四头肌扩张部筋膜。④髌骨全切术：对严重粉碎性骨折、年龄较大者，可行髌骨全切术，同时修补股四头肌扩张部分和关节囊。重叠缝合伸膝装置，防止软组织松弛。

(四)护理措施

1.病情观察

注意观察患肢膝关节肿胀、外周血液循环、感觉、运动的情况。早期可于局部进行冷敷。

(1)石膏固定术后，做好术后观察和护理。

(2)抱膝圈固定术后注意观察局部皮肤的颜色和血液循环，预防抱膝圈松动、滑脱，同时防止抱膝圈固定部位皮肤压伤。

(3)经皮固定后，注意观察针眼有无渗血、渗液及外固定是否稳妥，针眼处敷料有渗血、渗液或污染时要及时更换。注意保护外固定器具，预防碰撞、拉、挂，引起外固定器具松动、滑脱。

(4)术后注意观察伤口渗血、渗液的情况和绷带的松紧度，避免术后肢体肿胀致绷带过紧，引起腓总神经压伤。

2.体位护理

入院后根据骨折类型摆放患肢体位，将患肢平放或在膝下垫软枕，使膝关节保持屈曲 5°～15°功能位。保持患肢中立位，严禁外旋，预防腓总神经压伤。禁止膝关节屈曲运动，忌翻身、侧卧及下床行走。

3.功能锻炼

(1)护理人员应在患者入院后鼓励患者进行患肢踝关节跖屈背伸锻炼，每天 2 次，每次 5～10 分钟，随着肿痛减轻及个人耐受逐渐增加，每 2 小时锻炼 1 次，每次 10～15 分钟，每个动作坚持 10 秒。

(2)根据治疗方法不同,在整复或术后保证复位良好、固定稳妥的前提下,患者应进行主动及被动的关节活动训练,加强足踝部屈伸活动及股四头肌的收缩,预防股四头肌萎缩和伸膝无力。①单纯石膏固定或抱膝圈固定的患者,早期暂不进行股四头肌收缩锻炼,防止骨折移位或外固定松动、滑脱;固定 2 周后方可进行锻炼。②经皮外固定 4~6 周,托板固定 2~3 周,应及时解除,开始膝关节伸屈活动,每天 2 次,每次 5~10 分钟。③切开复位固定术后 1 周,患者应练习床上直腿抬高,即踝关节用力背伸,股四头肌和腓肠肌同时收缩,形成肌夹板,将整个患肢慢慢抬起,训练股四头肌的肌力和患肢的肌肉协调能力,每天 2 次,每次 5~10 分钟,并根据个人耐受渐增,开始时需要在他人保护和协助下练习;2 周伤口愈合后可进行髌骨推移训练,每天 3 次,每次10~15 分钟;3 周后即可在床上及保护下练习膝关节伸屈运动。④对于髌骨全切除的患者,手术破坏了伸膝装置,可能出现股四头肌的肌力下降和短缩、膝部疼痛、关节活动受限,应尽早进行股四头肌等长收缩锻炼,外固定解除后加强膝关节的伸屈活动和自主性运动。⑤骨折 6~8 周达到临床愈合后,可加大膝关节伸屈活动度训练,可以在床沿上做屈膝练习,继而下地进行保护下的蹲起运动等。

(3)在骨折固定牢靠的情况下,患者可在 CPM 机上进行膝关节的连续被动运动,每天2~3 次,每次 30~60 分钟,在医嘱指导下递增膝关节活动的伸屈角度。

4.健康教育

(1)护理人员应告知患者骨折及处置后有局部肿痛,伤肢应高于心脏水平,以利于肿胀消退、减轻疼痛。

(2)骨折处置后石膏后托或术后绷带固定可能会对腓总神经造成压迫。护理人员应叮嘱患者出现踝、趾关节感觉、活动异常时,应及时告知护理人员。

(3)经皮外固定患者穿衣应宽松,预防碰撞、拉、挂。

(4)护理人员应告知患者早期功能锻炼对伤肢功能恢复的重要性,取得患者的理解和配合;每一时期的锻炼都要在护理人员的指导下进行,因为对不同类型的骨折固定方法可能不同,锻炼内容会有差异。锻炼应循序渐进。

三、胫腓骨骨折

(一)概述

胫腓骨俗称小腿骨,包括胫骨和腓骨。胫骨为小腿的负重骨,其骨折特点为骨折多发生在中下 1/3 的细弱部;骨折后易发生向后突起,成角移位。胫骨前内侧面缺乏软组织，骨折后由于肌力不平衡，易向前内侧突起，成角畸形，并易造成开放性骨折。小腿部软组织薄，缓冲余地小，骨折后易发生骨筋膜室综合征。胫骨周围缺乏肌肉包绕，骨折后血供较差，易发生骨折迟延愈合。

胫腓骨骨折是四肢常见的骨折之一，占10%～15%。若为压砸、冲撞、打击致伤，骨折线为横断型或粉碎型；胫腓骨在同一平面折断，软组织损伤常较严重，易造成开放性骨折。有时皮肤虽未破，但挫伤严重，血液循环不良而发生继发性坏死，致骨外露，感染而成骨髓炎。若骨折为从高处跌下、跑跳或滑倒所致，骨折线常为斜型或螺旋型，胫骨与腓骨多不在同一平面骨折。儿童有时可见胫腓骨的青枝骨折。

（二）临床表现

由于胫腓骨位置表浅，一般诊断都不困难，常可在疼痛、肿胀的局部扪及移位的骨断端。重要的是要及时发现骨折合并的胫前动脉、胫前静脉、胫后动脉、胫后静脉和腓总神经的损伤。检查时应将足背动脉的搏动、足部感觉、踝关节及趾能否背屈活动作为常规记录。对有严重的挤压伤、开放性骨折的患者以及曾较长时间扎止血带及包扎过紧的患者，特别要注意观察伤肢有无进行性的肿胀，如已皮肤紧张、发亮、发凉、起水疱，肌肉发硬，足背动脉扪不出，肢体颜色发绀或苍白，这是筋膜间隙综合征的表现，应及时、紧急处理。

（三）治疗原则

1.非手术治疗

对于部分无移位或整复后骨折面接触稳定、无侧向移位趋势的横型骨折及短斜型骨折，如果皮肤条件允许（无严重青紫、瘀斑）可通过手法复位或跟骨牵引复位后，用小夹板或石膏外固定。如患者就诊时患肢水肿严重，可行跟骨牵引4～6周，待肿胀消退，原始骨痂形成后，换夹板固定或石膏固定。在行夹板固定和石膏固定时要注意在骨突处加垫以防止皮肤受压坏死。

2.手术治疗

（1）外固定器：其适应证为伴有血管损伤的骨折；严重软组织损伤；开放性骨折，骨髓腔内有污染；骨折处局部有感染，特别是在内固定术后出现感染。对于污染严重、有骨缺损的开放性骨折，还可以在外固定的同时，局部留置抗生素骨水泥链珠以预防骨髓炎。

（2）交锁髓内钉：交锁髓内钉有利于保护胫骨骨折处的血运以及周围软组织，但其一般仅适于膝下5 cm内和踝上5 cm内的骨折。

(3)钢板固定:其适应证为胫骨干骨折,合并移位的关节内骨折或干骺端骨折。钢板固定时应注意保护软组织,闭合切口时注意钢板上应覆盖良好的软组织。

(四)护理措施

1.病情观察

护理人员应密切观察患肢的肿胀情况,早期可进行冷敷。护理人员应观察患肢外周血液循环、感觉、运动情况以及疼痛的性质、部位等,注意有无骨筋膜室综合征及神经受压症状,发现异常,及时报告医师。护理人员应对开放性骨折患者严密观察出血情况、尿量、生命体征变化,及时判断有无创伤性休克。

2.饮食护理

整复或手术前,患者应进食高蛋白、高维生素、高纤维、易消化的食物,每天饮鲜牛奶 250～500 mL;手术当日根据麻醉方式选择进食时间;手术第 2 天患者可进食高维生素、清淡、可口、易消化的食物,如新鲜蔬菜、香蕉、米粥、面条,忌生冷、辛辣、油腻食物。骨折中后期患者可根据食欲、体质进行饮食调护,如肾阳虚者多食温补之品,如羊肉、猪肉、桂圆;肝肾阳虚者多食清补之品,如山药、鸭肉、牛肉、百合、枸杞;一般人可食核桃、瘦肉、骨头汤、黑芝麻等补肝肾、强筋骨的食品。

3.体位的护理

抬高患肢,保持中立位,高于心脏水平,促进肿胀消退,减轻疼痛。肿痛消退后患者可坐起。

4.外固定

护理人员应注意观察外固定器具是否稳妥,有无松动、脱落,针眼处有无渗血、渗液等情况;对经皮钳夹固定患者,特别要注意保持有效固定,每天 2 次沿患肢纵轴轻轻摇晃钳柄,检查钳夹有无滑脱;严防内踝、外踝及足跟压伤,发现内踝、外踝红肿和水疱破溃者及时处理。护理人员若要搬移患肢,需双手平托患肢,轻抬轻放。患肢固定后局部采取保护措施,防碰撞或拉、挂引起外固定松动、骨折移位。外固定针孔若有污染,应及时更换。患者穿衣应宽松。

5.功能锻炼

(1)患者在整复或手术后当日麻醉消失后做趾关节背伸跖屈、股四头肌的等长收缩锻炼。踝关节背屈,绷紧腿部肌肉 10 秒后放松,如此反复,每 2～3 小时锻炼1 次,每次 10～15 分钟。

(2)护理人员应在治疗后第 1 周协助患者做主动加被动直腿抬高练习和膝关节的伸屈,用双手托住患肢,抬高30 cm,停顿 10 秒,再进行膝关节的伸屈;踝关节主动背屈，达到极限时，护理人员一手扶住患肢足踝部，用另一手握住患足，为其助力，使踝关节被动背屈，然后跖屈，每天 2 次，每次 5～10 分钟。

(3)第 2 周患者逐渐减少被动活动，加大主动活动的力量和幅度，每天 2～3 次，每次 10～15 分钟。

(4)第 3～4 周患者加大踝、膝、趾各关节活动和小腿肌肉的收缩锻炼，每天 2～3 次，每次 10～15 分钟。

(5)第 5～6 周患者除继续锻炼患肢的各关节外，还要扶双拐下床、站立(患肢不负重)，每天 2 次，每次 10～15 分钟。下床锻炼时应有人保护，防止摔倒而造成二次骨折。初下床锻炼后患肢易肿胀，休息时抬高患肢，使其高于心脏水平，即可消肿。

6.健康教育

护理人员应根据医嘱告知患者继续服用接骨续筋药物，以促进骨折早日愈合；根据患者情况，告知复查时间。经皮外固定患者一般固定 6～8 周，复查时拍片显示骨折愈合后，解除外固定。去除经皮钳夹等外固定器具后，一般用小夹板固定。患者练习扶拐不负重行走 2～4 周后，轻负重练步，适应后改为全足着地，平地负重行走。若骨折愈合牢固，患者即可以进行蹲起运动，上、下楼梯练习等，必要时配合中药熏洗、推拿、按摩、器械训练等。治疗后 2 个月内禁止做内、外旋转动作，防止骨折移位。

第八章

麻醉科护理

第一节　全身麻醉

随着我国医疗条件的改善，人民生活水平的提高，全身麻醉(简称全麻)的比例逐渐增加，在大型医院可达70%～90%。手术室护理人员在全麻期间的护理配合成为其工作的重要内容之一。

一、麻醉前准备期

(一)物品准备

麻醉机，心电监护仪，吸引设备，麻醉药物和抢救药物。全套急救设备及全套插管用具，如各种型号气管导管、管芯、牙垫、开口器、插管钳、麻醉喉镜、吸痰管等。

(二)患者准备

核对患者，取下患者随身佩戴物品，协助患者移至手术台，摆放体位，确保患者姿势的安全与舒适，防止身体受压，同时固定四肢，做到完全制动。

(三)静脉通道

建立静脉通道，常选用留置针，保证静脉通道通畅。

二、全麻诱导期

(1)关上手术室门，保持室内安静，避免大声喧哗及器械碰撞声。

(2)留在患者身边，提供患者心理支持，协助麻醉医师行全麻诱导及气管插管。

(3)保证患者体位安全、固定，防止患者入睡后坠落损伤。

(4)出现意外情况时积极协助抢救,如:准备抢救药物、提供抢救设备、寻求其他医务人员的帮助及开放多条静脉通道等。

(5)麻醉诱导结束后完成最后的准备,如安置保留导尿管、胃管、准备患者的皮肤、摆放手术所需的患者体位。

三、全麻维持期

全麻维持期间,主要由麻醉医师负责管理患者。麻醉巡回护士应配合麻醉医师完成麻醉患者生命体征、麻醉深度的监控。

(1)密切观察监护仪患者呼吸、血压、心率、心律及病情的改变,有需要时及时报告。

(2)对危重的手术患者,配合输血、输液,临时用药,及时计算出血量、尿量、冲洗量。刷手护士需关注手术进展,及时发现术中意外情况,如出血、脏器损伤、神经牵拉等,给麻醉医师提供信息。

四、全麻苏醒期

(1)守护在患者旁边,准备好吸引器。

(2)密切观察患者的病情变化,若出现并发症及时通知医师并协助处理。①防止恶心、呕吐及反流误吸:若患者出现呕吐先兆(频繁吞咽),应立即将其头偏向一侧、降低床头,使呕吐物容易排出,并用干纱布或吸引器清除口鼻腔内食物残渣,必要时行气管插管,反复吸引清除吸入气管内的异物,直至呼吸音恢复正常。②防止舌后坠:当出现鼾声时,用手托起下颌,使下颌切牙收合于上颌切牙之前,鼾声即消失,呼吸道梗阻因之解除。必要时置入口咽或鼻咽通气道。③约束患者:对患者制动,防止躁动患者坠落,撕抓引流管、输液管道、伤口敷料等。④保持引流通畅:检查各类导管的情况,包括胃管、引流管、尿管,检查引流瓶的引流情况。⑤维持体温正常:多数全麻大手术后患者体温过低,应注意保暖,宜给予 50 ℃以下的热水袋,热水袋外用布袋套好,以防烫伤。少数患者,尤其是小儿,全麻后可有高热甚至惊厥,给予吸氧、物理降温。

(3)协助将患者移至推床或病床,与麻醉医师一起护送患者至麻醉后恢复室,并与麻醉后恢复室护理人员进行交接。

第二节 局部麻醉

局部麻醉(简称局麻)指应用局麻药物后,身体某一区域的神经传导被暂时阻滞的麻醉方法。患者表现为局部的痛觉及感觉的抑制或消失,肌肉运动减弱或完全松弛,意识保持清醒。这种阻滞是暂时的、完全可逆的。其优点在于简便易行、安全性大、并发症少,对患者生理功能干扰小。不仅能有效地阻断痛觉,而且可阻断各种不良神经反射,对预防手术创伤所引起的应激反应有一定的作用。

局麻可单独应用于各种小型手术,以及全身情况差或伴有其他严重病变而不宜采用其他麻醉方法的患者。也可作为全麻的辅助手段,增强麻醉效果,减少全麻药物的使用量,从而减轻麻醉对机体生理功能的干扰。

一、局麻药

局麻药指可逆性地阻滞兴奋或冲动在组织中产生和传播的药物。自 1860 年从南美洲古柯树叶中分离出可卡因,1884 年将可卡因应用于临床以来,人们合成了多种局麻药并应用于临床。

(一)分类

局麻药依其分子结构的不同分为酯类局麻药和酰胺类局麻药。

1.酯类局麻药

酯类局麻药包括普鲁卡因、氯普鲁卡因、丁卡因、可卡因。可卡因毒性大,有中枢神经兴奋作用,故目前仅用于表面麻醉。普鲁卡因毒性小,但弥散性差,多用于局部浸润麻醉,不用于表面麻醉,其水溶液不稳定,不宜长期贮存。丁卡因毒性强,很少做局部浸润用,多用于表面麻醉、神经干阻滞、硬膜外麻醉和蛛网膜下腔麻醉。

2.酰胺类局麻药

酰胺类局麻药包括利多卡因、丁哌卡因、罗哌卡因。利多卡因弥散性能好,性质稳定,毒性小,变态反应少见,可用于各种局麻。丁哌卡因为长效局麻药,无表面麻醉作用,对运动神经阻滞差,起效慢,维持时间长,心脏毒性大。罗哌卡因是近年来合成的一种新的、长效酰胺类局麻药,同丁哌卡因相比具有心血管毒性小的优点。

(二)局麻药的不良反应

1.高敏反应

当用小剂量的局麻药时,患者即发生毒性反应。一旦发生,立即停止给药,进行抢救。

2.变态反应

其发生率仅占局麻药不良反应的2%,多见于酯类局麻药。临床表现为气道水肿、支气管痉挛、呼吸困难、低血压以及荨麻疹并伴有瘙痒。

3.毒性反应

主要包括中枢神经毒性反应和心脏毒性反应等。

(1)中枢神经毒性反应:多因药物直接注入静脉或过量使用。临床表现按其轻重程度排序:舌或唇麻木、头痛、头晕、耳鸣、视力模糊、注视困难或眼球震颤、言语不清、肌肉颤搐、语无伦次、意识不清、惊厥、昏迷、呼吸停止等。一旦出现上述表现,应立即停药、给氧。给予地西泮或咪达唑仑抗惊厥治疗。必要时行气管插管应用呼吸机支持呼吸。

(2)心脏毒性反应:心血管系统对局麻药的耐受性较强,多见于使用丁哌卡因过量时。①临床表现为心肌收缩力降低、传导减慢、外周血管张力降低,从而循环虚脱。②处理:给氧,补液,给予血管收缩药支持循环。室性心律失常需进行复律。溴苄胺可用于治疗丁哌卡因引起的室性心律失常。③预防:实施麻醉前用巴比妥类药物、抗组胺类药物、地西泮,可预防或减轻毒性反应。给予局麻药前反复回抽,确认刺入血管内再推药,以防止药物直接进入静脉。局麻药中加入肾上腺素。小量分次给予局麻药完成阻滞。

(3)血管收缩药反应:局麻药中加入肾上腺素可收缩局部血管,缓解局麻药吸收,延长阻滞时间,减少局麻药的毒性反应,消除局麻药引起的血管扩张作用,减少创面渗血。除可卡因本身具有缩血管作用外,其他局麻药中加入肾上腺素,配成1∶(200 000~400 000)的浓度。肾上腺素一次用量限于0.25 mg。如加入过多误入动脉可引起面色苍白、心动过速、高血压,称为血管收缩药反应。必须与变态反应、毒性反应区分开来。值得注意的是在末梢动脉部位,气管内表面麻醉时,老年患者和高血压、甲状腺功能亢进、糖尿病以及周围血管痉挛性疾病的患者,氟烷全麻时,局麻药液中不应加入肾上腺素。

二、局麻方法分类

(一)表面麻醉

(1)定义:将渗透作用强的局麻药与局部皮肤、黏膜接触,使其透过皮肤、黏膜阻滞浅表神经末梢而产生无痛称为表面麻醉。适用于眼、鼻、气道及尿道等部位的浅表手术或内镜检查术。

(2)分类:依使用部位不同,可分为眼部、鼻腔、气道及尿道表面麻醉。依方法不同分为滴入法、填敷法、喷雾法。常用的表面麻醉药有可卡因、利多卡因和丁卡因。

(二)局部浸润麻醉

(1)定义:沿手术切口线分层注射局麻药,阻滞组织中的神经末梢,称为局部浸润麻醉。

(2)常用局麻药:0.25%~0.5%的利多卡因溶液,作用时间 120 分钟(加入肾上腺素),一次用量不超过 500 mg。

(3)操作方法:取 24~25 G 皮内注射针,斜形刺入皮内后推注局麻药,局部皮肤出现白色的橘皮样皮丘,然后取 22 G 长 10 cm 穿刺针经皮丘刺入,分层注射,若需浸润远方组织,应由上次已经浸润过的部位进针以减少疼痛。注射局麻药时应适当用力加压。

(三)神经阻滞

(1)定义:神经阻滞(nerve block)是将局麻药注射到神经干或神经丛旁,暂时阻断神经传导,达到手术无痛。由于外周神经干是混合性神经,不仅感觉神经纤维被阻断,运动神经和交感、副交感神经纤维也同时被不同程度地阻断,所以能产生无痛、肌肉松弛和外周血管扩张,若阻滞成功,其效果优于局部浸润麻醉。随着神经丛刺激器在麻醉领域的应用,神经干及神经丛的阻滞方法在临床麻醉中应用有所上升。

(2)适应证与禁忌证:神经阻滞的适应证主要取决于手术范围、手术时间以及患者的精神状态、合作程度。只要阻滞的区域和时间能满足手术的要求,神经阻滞可单独应用或作为其他麻醉方法的辅助手段。穿刺部位有感染、肿瘤、严重畸形以及对局麻药过敏者应作为神经阻滞的禁忌证。

(3)神经阻滞方法:常用方法有颈神经丛阻滞、臂丛神经阻滞、上肢正中神经阻滞、尺神经阻滞和桡神经阻滞、腕部阻滞、下肢腰神经丛阻滞、坐骨神经阻滞、骶神经丛阻滞、股神经阻滞。其他如颅神经阻滞、肋间神经阻滞、星状神经节阻滞等,在临床麻醉中用的很少,而在慢性疼痛治疗中则应用较为广泛。

(四)静脉局麻

(1)定义:静脉局麻是指在肢体上结扎止血带后,经静脉注入局麻药,使止血带远端肢体得到麻醉。该法操作简单,肌肉松弛良好,可减少手术出血,但作用时间较短,有发生局麻药中毒的危险,且术后无镇痛作用。

(2)适应证:适用于肘关节或膝关节以下部位的手术。手术时间上不可超过90分钟,下肢不可超过2小时。

(3)操作步骤:①在尽量远离手术部位的肢体远端行静脉穿刺,妥善固定。②将患肢抬高数分钟后,在肢体近端、手术部位以上束扎充气止血带。通常上肢充气压力为26.7～33.4 kPa(200～250 mmHg),下肢为53.4～66.7 kPa(400～500 mmHg)。③经静脉穿刺处注入局麻药,成人上肢用利多卡因0.5%溶液40 mL,下肢用量为上肢的1.5～2.0倍,3～10分钟后即可产生麻醉作用。④手术结束,缓慢放松止血带,2～15分钟痛觉即可恢复。

(4)注意事项:为防止出现止血带疼痛,可在肢体上缚两套止血带,先给近端止血带充气,待麻醉作用建立后,再充远端止血带(位于麻醉区),然后放松近端止血带。忌骤然放松止血带,否则大量局麻药涌入全身循环,有药物中毒的危险,尤其避免在注射局麻药15分钟内放松止血带,放松止血带时应采用间歇放气法。

三、局麻的并发症

局麻小的暂时的并发症很常见,严重的并发症虽不常见,一旦发生,后果很严重。

(一)局部并发症

包括局部水肿、发炎、脓肿、坏死及坏疽、神经损伤等。通常由于无菌操作不严格,不适当的使用血管收缩药,针头机械性损伤引起。预防措施包括严格无菌操作,注药速度缓慢,末梢部位禁忌使用血管收缩药,针头避免触碰神经等。

(二)全身并发症

包括局麻药物不良反应,神经阻滞时操作不当引起的气胸、血胸、喉返神经阻滞、脊髓损伤等。

四、局麻的护理配合

(1)由于绝大多数的局麻由护理人员或手术医师完成,护理人员在整个过程中负有相当的责任，故应具有相关知识、技术，并会使用监护仪和急救设备。

(2)准备麻醉药品、抢救药品及急救设备且保证功能良好。重复审阅药物标签，对标签已脱落或字迹不清楚者、药物已变色或呈混浊者，必须丢弃不用。皮肤消毒剂不要放在注射盘内，以免混淆为麻醉剂而注射入患者体内。

(3)手术前核对患者，向患者解释手术前及手术中的注意事项。鼓励患者提出问题、说出不舒服、陪伴患者给予心理安慰。

(4)术中持续监测及评估患者，及早确认患者对局麻药的不正常反应，提供护理措施预防并发症的发生。

(5)术中注意保持手术室安静，保护患者隐私。

(6)术中正确摆放患者体位，以保证安全、舒适，避免局部受压为原则，适当约束患者手臂。术中注意患者的保暖。

(7)门诊患者，术后至少每隔 30 分钟观察一次患者直至其离开医院。告知患者可能的不良反应及正确的处理方法。向患者及其家属提供手术医师和急诊室的电话号码，可以使患者及时反映术后情况，以及时给予指导处理。

第三节　椎管内麻醉

将药物注射至椎管内不同腔隙，暂时阻滞相应部位的脊神经，使其支配的区域产生无痛和运动阻滞称为椎管内麻醉，分为蛛网膜下腔阻滞麻醉(含鞍区麻醉)和硬脊膜外腔阻滞麻醉(含骶管阻滞麻醉)。该法所需要设备少，对患者生理功能干扰小，麻醉恢复期短，同时由于患者能保持清醒，保护性反射存在，保证了呼吸道通畅，避免了全麻的并发症，故适合于门诊患者、需要保持清醒的外科手术及有全麻禁忌的患者。

一、分类

(一)蛛网膜下腔阻滞麻醉

(1)定义：蛛网膜下腔阻滞麻醉是将局麻药注入脊髓腰段蛛网膜下腔，使脊神经根、背神经根及脊髓表面部分产生不同程度的阻滞，简称脊麻。若仅骶尾神经被阻滞，称为鞍区麻醉。随着患者自主神经的阻断，其依序消失的感觉及运动神经为触觉、痛觉、运动觉、压力觉、体位觉；感觉消失的部位从脚趾开始，然后依序为小腿、大腿及腹部。该法肌肉松弛及镇痛效果佳。

(2)适应证及禁忌证：几乎可用于任何横膈以下的各种手术。下肢、会阴、肛门直肠以及泌尿道的手术最为合适。老年人、休克患者、穿刺部位感染及凝血功能障碍为其禁忌证。

(3)并发症：血压下降、呼吸抑制、恶心、呕吐、头痛、背痛、尿潴留、下肢麻痹或肌肉无力。

(二)硬脊膜外腔阻滞麻醉

(1)定义：将局麻药注入硬脊膜外间隙，阻滞脊神经根，使其支配区域产生麻醉，即硬脊膜外腔阻滞麻醉，简称硬膜外阻滞或硬膜外麻醉。

(2)适应证及禁忌证：应用范围广，腰段硬膜外阻滞可用于横隔以下任何部位的手术，包括肛门直肠、阴道、会阴、产科及腹部和下肢的手术。胸段硬膜外阻滞可复合应用于胸部手术及术后镇痛。由于颈段硬膜外阻滞在穿刺技术、穿刺风险及麻醉管理上难度大，已较少采用。禁忌证同蛛网膜下腔阻滞。

(3)并发症：①全脊髓麻醉是最严重的麻醉意外事件，因大量局麻药误入蛛网膜下腔所致。表现为呼吸困难，甚至呼吸停止，血压剧降甚至心跳停止。必须争分夺秒地进行有效人工呼吸，维持循环，大量输液，给予适量升压药，如抢救及时多能缓解。②血压下降最常见，多发生于老年、体弱、血容量不足等患者行阻滞胸段脊神经根时。处理方法：控制药量，合理使用升压药、给氧和辅助呼吸等。③呼吸抑制：常发生于颈段和上胸段神经根阻滞麻醉。预防措施为严密观察呼吸，做好辅助呼吸的准备。

二、椎管内麻醉的护理配合

(1)术前核对患者，用酯类局麻药前，询问患者有无过敏史，有药物过敏史的患者应在皮试阴性后方能使用。

(2)用药前仔细核对药物名称、剂量、浓度，以防用错或过量。严格掌握局麻药的一次限量，防止局麻药中毒。

(3)准备所需要物质和药品，如消毒的硬膜外包或腰麻包，急救设备及所需要的局麻药和抢救药。

(4)建立静脉输液通道后可开始进行麻醉操作。

(5)协助麻醉师摆好麻醉所需要体位，给予良好的灯光照明。穿刺成功后，密切观察监护仪与患者变化，一旦出现不良反应，立即停药，及时汇报，做好急救准备，护理人员不得随意离开患者。

(6)麻醉成功后妥善摆放患者手术体位,给予患者安全与舒适的护理。

(7)手术过程中满足患者的需要,陪伴患者给予心理护理。

(8)手术结束后,电话通知麻醉后恢复室护士患者将要到达及患者的特别情况与所需要准备的设备。协助将患者移至推床或病床,护送入麻醉后恢复室。

参考文献

[1] 王燕,韩春梅,张静,等.实用常见病护理进展[M].青岛:中国海洋大学出版社,2023.

[2] 傅辉.现代护理临床进展[M].上海:上海交通大学出版社,2023.

[3] 刘明月,王梅,夏丽芳.现代护理要点与护理管理[M].北京:中国纺织出版社,2023.

[4] 李英霞,卢伟静,付海鸥.实用急诊 ICU 护理技术[M].北京:中国纺织出版社,2022.

[5] 张敏.现代护理理论与各科护理要点[M].武汉:湖北科学技术出版社,2023.

[6] 潘红丽,胡培磊,巩选芹,等.临床常见病护理评估与实践[M].哈尔滨:黑龙江科学技术出版社,2022.

[7] 王雪,姜宴,谷莉莉.现代临床综合护理要点[M].北京:中国纺织出版社,2023.

[8] 胡淑丽,王雪琳,张秀英,等.现代常见病护理规范[M].上海:上海交通大学出版社,2023.

[9] 杨媛迪.现代专科疾病护理与个案简析[M].沈阳:辽宁科学技术出版社,2023.

[10] 邓雄伟,程明,曹富江.骨科疾病诊疗与护理[M].北京:华龄出版社,2022.

[11] 徐红霞,李丹,潘小敏,等.现代常见病护理指导[M].上海:上海科学技术文献出版社,2023.

[12] 张代蓉.现代外科常见病护理进展[M].上海:上海交通大学出版社,2023.

[13] 刘爱杰,张芙蓉,景莉,等.实用常见疾病护理[M].青岛:中国海洋大学出版社,2021.

[14] 蒋薇,向婕.护理学基础[M].重庆:重庆大学出版社,2023.

[15] 李蕾,刘静,周春霞.护理学[M].北京:中国纺织出版社,2023.

[16] 李庆印,张辰.心血管病护理手册[M].北京:人民卫生出版社,2022.

[17] 刘晓丽,李娜,王月娟,等.护理学研究与临床[M].上海:上海交通大学出版社,2023.

[18] 苏伟才.护理学基础导学[M].北京:中华医学电子音像出版社,2023.

[19] 王淑娟.精编护理学基础与临床应用[M].青岛:中国海洋大学出版社,2023.

[20] 王建敏.临床护理学基础与操作经验[M].上海:上海交通大学出版社,2023.

[21] 张红芹,石礼梅,解辉,等.临床护理技能与护理研究[M].哈尔滨:黑龙江科学技术出版社,2022.

[22] 郑紫妍.常见疾病护理操作[M].武汉:湖北科学技术出版社,2022.

[23] 郑泽华.现代临床常见病护理方案[M].南昌:江西科学技术出版社,2022.

[24] 于红静,郭慧玲.专科疾病护理精要[M].广州:暨南大学出版社,2023.

[25] 赵振花.各科常见疾病护理[M].武汉:湖北科学技术出版社,2023.

[26] 李婷.外科疾病护理实践与手术护理[M].上海:上海交通大学出版社,2023.

[27] 李艳.临床常见病护理精要[M].西安:陕西科学技术出版社,2022.

[28] 刘丛丛,戴永花,匙国静,等.外科疾病诊断治疗与护理[M].成都:四川科学技术出版社,2023.

[29] 王建敏.实用内科常见疾病护理[M].上海:上海交通大学出版社,2023.

[30] 秦倩.常见疾病基础护理[M].武汉:湖北科学技术出版社,2022.

[31] 臧正明.常见疾病护理观察要点[M].北京:中国纺织出版社,2023.

[32] 刘晓.临床护理集萃与案例[M].南昌:江西科学技术出版社,2022.

[33] 王虹,王目香,林彬,等.常见疾病护理临床实践[M].上海:上海科学技术文献出版社,2023.

[34] 王朝阳,于静,舒玲,等.手术室专科护理质量指标体系的构建及应用[J].齐鲁护理杂志,2020,26(10):131-133.

[35] 李雪梅,张燕,张宏珍.精准延续护理对高血压患者自我管理能力和生活质量的影响[J].中国医药科学,2021,11(4):123-126.

[36] 豆秋菊.疼痛的日常护理[J].健康之家,2023(16):20-21.

[37] 冯笑.内科护理沟通中存在的问题及解决措施[J].世界最新医学信息文摘,2021,21(30):164-165.

[38] 韦丽艳,罗婷.甲状腺功能5项在甲状腺疾病鉴别诊断中的应用价值[J].现代医学与健康研究电子杂志,2020,4(1):150-151.

每天学点
时间管理

Mei Tian Xuedian Shijian Guanli

汤涛 陈国荣◎编著

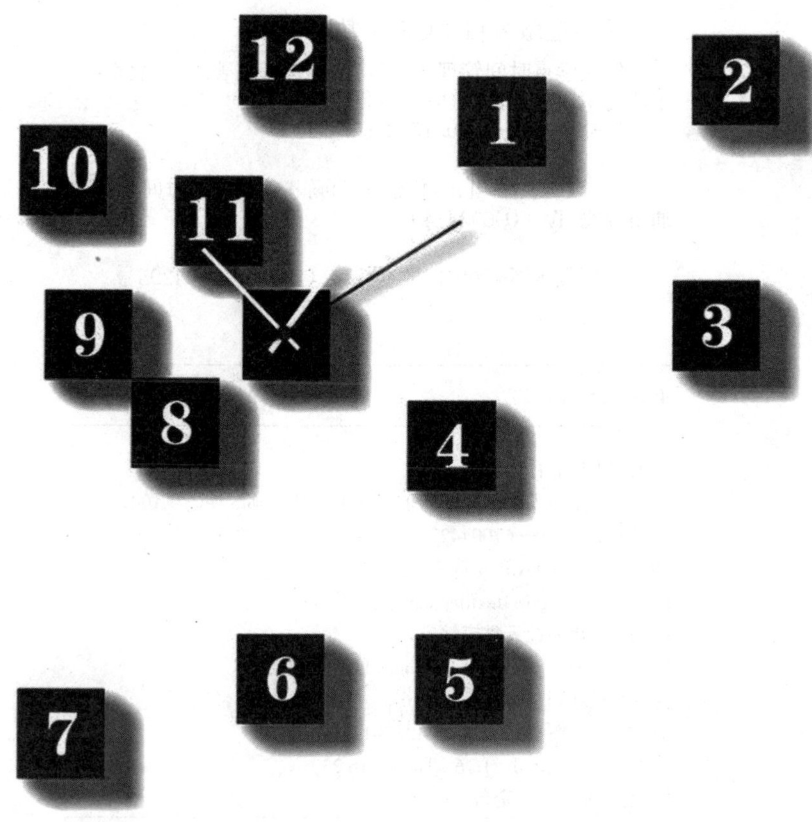

中国纺织出版社

内 容 提 要

时间管理不好，生活、事业一团糟。每个成功人士，都是善于管理、规划和运用时间的人，不会浪费自己的人生。

本书从科学的角度出发，结合作者多年来时间管理的研究方法，从时间管理的思路、目标、计划、工具、执行、过程、习惯等多个角度，并结合职场、生活等情景，全面阐述了时间管理的策略和方法，启发读者轻松找出日常生活中被浪费掉的时间，加以有效率地活用，从而让自己的人生因时间管理而不断增值。

图书在版编目（CIP）数据

每天学点时间管理 / 汤涛，陈国荣编著. -- 北京：中国纺织出版社，2015.7 （2024.1重印）
ISBN 978-7-5180-1639-6

Ⅰ. ①每… Ⅱ. ①汤… ②陈… Ⅲ. ①时间—管理—通俗读物 Ⅳ. ①C935-49

中国版本图书馆CIP数据核字（2015）第104295号

策划编辑：闫　星　　　　责任印制：储志伟

中国纺织出版社出版发行
地址：北京市朝阳区百子湾东里A407号楼　邮政编码：100124
销售电话：010—67004422　传真：010—87155801
http：//www.c-textilep.com
E-mail：faxing@c-textilep.com
中国纺织出版社天猫旗舰店
官方微博http：//www.weibo.com/2119887771
北京兰星球彩色印刷有限公司　　各地新华书店经销
2015年7月第1版　2024年1月第11次印刷
开本：710×1000　1/16　印张：16.25
字数：198千字　定价：49.80元